CONTRIBUTION A L'ÉTUDE

DE

L'AORTITE AIGUE

PAR

Joseph–Charles BORNÈQUE

Docteur en médecine de la Faculté de Paris,
Ancien externe des hôpitaux.

PARIS

A. PARENT, IMPRIMEUR DE LA FACULTÉ DE MÉDECINE

A. DAVY, successeur

31, rue Monsieur-le-Prince, 31

1883

CONTRIBUTION A L'ÉTUDE

DE

L'AORTITE AIGUE

PAR

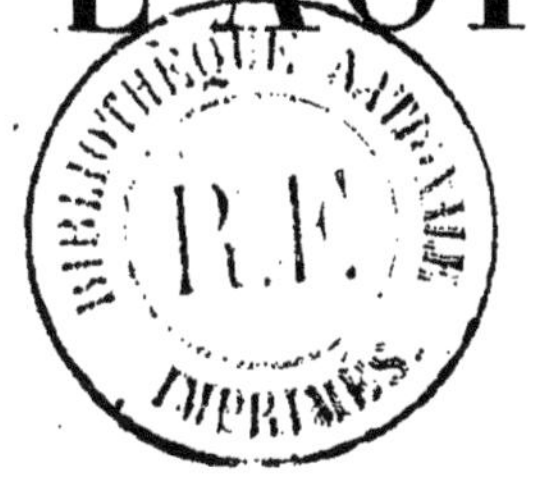

Joseph-Charles **BORNEQUE**

Docteur en médecine de |la Faculté de Paris.
Ancien externe des hôpitaux.

PARIS

A. PARENT, IMPRIMEUR DE LA FACULTÉ DE MÉDECINE

A. DAVY, successeur

31, rue Monsieur-le-Prince, 31

—

1883

A MON PÈRE ET A MA MÈRE
Témoignage de reconnaissance.

A MES SŒURS ET A MON FRÈRE
Témoignage d'affection.

MEIS ET AMICIS

CONTRIBUTION A L'ÉTUDE

DE L'AORTITE AIGUE

INTRODUCTION.

Depuis la thèse si remarquable de M. le docteur Léger sur l'aortite aiguë (Paris, 1877), plusieurs travaux intéressants, résumant les recherches et les opinions de nos différents maîtres, ont été publiés sur ce sujet.

M. le docteur Richard en 1878, étudiant surtout l'anatomie pathologique, arrive à conclure qu'il n'y a pas de différence entre l'aortite aiguë et l'aortite chronique et qu'il ne faut voir là qu'une même maladie à différentes périodes. Il en énumère les symptômes, et les attribue avec M. le professeur Peter aux lésions nerveuses. M. le docteur Sicaud (1880) décrit les rapports de l'aortite avec les lésions viscérales. M. Rousseau la même année fait paraître sa thèse sur la dyspnée aortique. Enfin en 1881 M. Roussy publie dans son travail inaugural sur l'angine de poitrine, considérée comme symptomatique de l'aortite, plusieurs observations et les résultats de ses expériences sur les animaux, et tend à démontrer d'après les opinions du professeur Sée que la douleur angoissante, constrictive, la dyspnée, etc, sont le résultat du rétrécissement des artères coronaires du cœur, que ce rétrécissement soit dû aux plaques athéromateuses, ou au boursoufflement de la tunique interne. — A côté de ces travaux originaux, on retrouve encore dans les journaux et les revues un certain nombre d'observations d'aortite aiguë.

Comme nous en avons eu plusieurs exemples sous les yeux pendant notre année d'externat à l'hôpital Cochin (1882), nous avons pensé qu'il serait intéressant de les réunir dans notre thèse inaugurale, en les faisant précéder d'un aperçu général de la question. Nous nous guiderons pour cela sur les divers mémoires qui ont été publiés. Nous étudierons d'abord les causes, nous décrirons les différentes lésions trouvées à l'autopsie, et nous passerons rapidement en revue les divers phénomènes observés pendant la vie. Cela fait, nous dirons quelques mots du diagnostic et du traitement.

Mais avant de commencer, qu'il nous soit permis d'adresser nos sincères remerciements à M. le docteur Bucquoy (qui nous a autorisé à publier les observations que nous rapportons à la fin de ce travail) et à M. le docteur Brocq, pour la bienveillance qu'ils nous ont toujours témoignée, et pour les bons conseils qu'ils nous ont donnés pendant notre dernière année d'études.

Nous remercions également M. le professeur Brouardel de l'honneur qu'il nous a fait en acceptant la présidence de cette thèse.

ETIOLOGIE.

Les causes susceptibles de produire l'inflammation aiguë des parois de l'aorte sont prédisposantes ou occasionnelles.

A. CAUSES PRÉDISPOSANTES. — L'affection peut se rencontrer dans un grand nombre de maladies aiguës graves qui exercent sur sa production une influence indéniable, mais le plus souvent on l'observe chez des vieillards, c'est-à-dire chez les individus dont l'âge, les maladies ou les excès ont détérioré l'organisme. — De là deux ordres de faits à passer en revue : les maladies graves aiguës, infectieuses ou non d'une part, les circonstances amenant la sénilité précoce d'autre part.

Maladies aiguës graves. — Parmi celles-ci, nous devons citer tout d'abord les fièvres éruptives : variole, scarlatine, rougeole. Le développement de l'aortite dans le cours de ces affections est relativement fréquent. Il est surtout bien démontré pour la variole. M. le professeur Brouardel, qui a été à même de faire l'autopsie d'un grand nombre de varioleux l'a constaté un certain nombre de fois (27 sur 210 autopsies) et si, dans la plupart des cas, les lésions occupaient le cœur et l'aorte, dans 7 cas ce dernier vaisseau était seul atteint (1). Il l'a également constaté dans l'infection purulente. Hinterberger a de son coté signalé la prédisposition que présentaient les femmes grosses et récemment accouchées pour cette affection, car il l'a observé dans un certain nombre de cas d'infection puerpérale.

La fièvre typhoïde, la diphthérie, les fièvres intermittentes pernicieuses, le scorbut même, exercent une influence incontestable sur sa production. La description que Bizot traçait de l'affection montre également que celle-ci n'est pas rare dans le cours des néphrites aiguës, et le malade qui fait le sujet de notre première observation vient nous en fournir un nouvel exemple.

Enfin dans le rhumatisme articulaire aigu franc, bien que l'aorte ne soit généralement pas prise, la propagation de l'endocardite à ce vaisseau paraît aussi reposer sur des faits non douteux. (Léger.)

Toutes ces maladies peuvent non seulement exercer une influence immédiate sur la production du processus inflammatoire, mais elles peuvent encore avoir des conséquences beaucoup plus éloignées : « La maladie une fois terminée (dit M. Brouardel), je ne sais si l'on est en droit de conclure que tout est fini, et que le malade ne sera pas exposé plus tard à quelque trouble dépendant de cette complication. — Rien ne prouve qu'alors le processus soit arrêté, et

(1) Brouardel, Etude sur la variole. Arch. gén. de méd., 1874.

— 9 —

que les modifications opérées dans la profondeur de
ces plaques ne les transformeront pas en plaques
athéromateuses, qu'elles n'affaibliront pas les parois
vasculaires, qu'elles ne déformeront pas les valvules.

« C'est là une pure hypothèse, mais je dois ajouter que depuis que je recherche ces conséquences
possibles d'une variole antérieure, j'ai été frappé de
la fréquence des maladies du cœur et surtout de la
dégénérescence graisseuse des artères. »

Nous verrons en effet que l'aortite coïncide souvent avec des altérations anciennes des valvules, et
que dans ces circonstances ce sont presque toujours
les valvules sigmoïdes qui sont altérées.

Causes liées á la sénilité précoce. — La sénilité précoce produisant dans tout l'organisme et principalement du coté du système artériel des altérations qui,
sous l'influence d'une cause occasionnelle quelconque, peuvent prendre une marche plus aiguë, a une
influence considérable sur le développement de
l'aortite.

Les diathèses goutteuses et arthritiques contribuent
pour une large part à amener cette sénilité prématurée. M. Guenaud de Mussy l'aurait même rencontré
chez des individus qui sans avoir présenté d'affections
arthritiques proprement dites avaient vécu dans les
conditions où ces affections se développent et avaient
été exposés au froid et à l'humidité (1). C'est en

(1) M. Raynaud. Aortite. Dict. de méd. et de chir. pratiques.

effet là une des causes qui ont paru la produire chez la malade qui fait le sujet de notre seconde observation.

D'après Laveran et Tessier, il faut y joindre aussi le rhumatisme fibreux, bien que dans ces cas, disent-ils, les lésions doivent être un peu différentes, et tenir surtout à un épaississement fibreux des parois artérielles.

L'alcoolisme se rencontre encore plus fréquemment, et M. le docteur Léger (1) lui accorde plus d'importance qu'au rhumatisme. Dans les cas que nous avons eus sous les yeux, il se retrouve en effet assez souvent, mais il est uni à d'autres causes : c'est ainsi que dans les observations IV et VI, il coexiste avec le rhumatisme ou avec la syphilis (Obs. III). Dans un autre cas (obs. VII), nous retrouvons à la fois l'alcoolisme, le rhumatisme et des fièvres intermittentes.

La syphilis peut aussi amener des altérations du coté des parois artérielles ; les observations de Lancereaux, de Jackson, et plus récemment d'Heubner, en ont définitivement établi l'existence. M. le docteur Bucquoy nous l'a maintes fois répété dans ses cliniques au lit du malade, et nous avons été à même de savoir que telle était aussi l'opinion du professeur Fournier.

L'intoxication saturnine, l'intoxication palustre peuvent également la déterminer.

(1) Léger. Etude sur l'aortite aiguë, 1877.

M. le professeur Peter (1) attribue aussi une certaine importance au tabac. « Cette dégradation tabagique, dit-il, je l'ai vue produire la sénilité prématurée, à l'égal de l'alcoolisme et, par la sénilité, les lésions de cet état, l'atherome aortique, l'insuffisance des valvules sigmoïdes, les douleurs rétro-sternales, la névrite du plexus cardiaque, et finalement la mort rapide. »

Ces diverses causes réunies expliquent peut-être la plus grande fréquence de l'affection chez l'homme que chez la femme. Chacune d'elles y contribue pour sa part dans une proportion qu'il est bien difficile de déterminer, et exerce une influence générale, mais sans conséquence immédiate, sur la production de l'aortite.

B. CAUSES OCCASIONNELLES. — Une fois les parois artérielles altérées, les causes capables d'y exciter un travail inflammatoire sont dans un certain nombre de cas assez difficiles à déterminer. Le froid, le traumatisme, une émotion morale vive ont dans quelques cas joué un rôle indubitable. On a encore vu survenir l'aortite, à la suite de la répercussion d'un exanthème, de l'introduction de poisons morbides dans le sang, de la suppression d'un écoulement habituel, M. le docteur Bucquoy (2) l'a vu assez fréquemment survenir chez la femme à l'époque de la ménopause, et

(1) Peter. Clinique médicale.
(2) Bucquoy. Clinique sur l'aortite. Journ. de méd. et de chir. pratiques. Octobre 1882.

il se demande s'il ne faut pas voir dans l'évolution organique qui se produit à ce moment une influence particulière.

Dans la plupart des cas, c'est une maladie intercurrente quelconque qui en détermine le développement, une simple bronchite, une congestion pulmonaire (obs. III, VI), venant se greffer sur un catarrhe ancien.

D'autresfois, c'est une pleurésie, une pneumonie, une affection thoracique légère en apparence. Dans un cas, M. Jaccoud a pu la voir survenir à la suite d'une tuberculisation en masse du sommet du poumon.

Quant à l'âge, c'est entre 25 et 60 ans que le processus s'observe le plus ordinairement. Il devient plus rare dans les années suivantes, bien qu'on puisse encore l'observer.

ANATOMIE PATHOLOGIQUE

Les lésions qui caractérisent l'aortite aiguë peuvent se rapporter à trois formes différentes : l'aortite aiguë, franche, arrivant d'emblée dans un vaisseau sain, l'aortite aiguë, consécutive à la senilité précoce, et enfin l'aortite ulcéreuse. Ce sont ces diverses formes que nous devons étudier.

AORTITE AIGUE FRANCHE. — L'aspect extérieur de l'aorte ne présente rien de bien particulier. Le vais-

seau a conservé ses dimensions ordinaires. Lorsqu'on
le sectionne, on peut constater à l'œil nu un épaississement assez marqué de ses tuniques externe et
moyenne. Elles sont molles, friables et se laissent
facilement déchirer ; elles ont aussi perdu leur souplesse et leur élasticité.

C'est à la surface interne de l'aorte que les lésions
sont surtout appréciables. Elle offre une coloration
d'un rouge vif, intense, allant parfois jusqu'au rouge
sombre, ou au rouge vineux. Dans quelques cas on
a pu constater une véritable teinte ecchymotique.
Cette rougeur est beaucoup plus considérable que
celle produite par l'imbibition cadavérique, qui peut
néanmoins contribuer à l'augmenter.

De plus, la surface est sillonnée de petites saillies,
de petites dépressions, elle est comme plissée, chagrinée, irrégulière, et n'offre nulle part l'aspect lisse
et poli qui lui est habituel. Par places apparaissent
un grand nombre de plaques variables dans leur
forme et leurs dimensions. Leur couleur est rouge,
d'autrefois rosée, assez souvent jaunâtre. Elles
simulent grossièrement une éruption pustuleuse, ou
peuvent encore être comparées aux plaques de Peyer
du début de la dothiénentérie. Elles sont légèrement
saillantes, assez dures, résistantes sous le doigt sans
avoir pourtant la consistance cartilagineuse. Elles
rappellent assez bien la sensation d'une masse gélatineuse, et c'est pour cela qu'on les a dénommées
plaques gélatineuses, plaques semi-cartilagineuses.

Tous ces caractères se sont trouvés à peu près au

complet dans l'aorte du malade que nous avons eu
sous les yeux (obs. I). Les lésions étaient étendues
au vaisseau tout entier; elles commençaient immédiatement au-dessus des valvules sigmoïdes, qui
n'ont pas paru altérées, autant que nous pouvons
nous en souvenir. On pouvait les suivre à l'œil nu
dans le tronc brachio-céphalique, la carotide et la
sous-clavière gauches. On les apercevait également
dans le tronc cæliaque, les artères rénales, les iliaques
et jusque dans les fémorales. L'examen microsco-
pique aurait sans doute montré qu'elles étaient beaucoup plus étendues.

L'examen histologique va nous faire connaître la
nature de ces lésions et nous faire voir qu'il y a réellement là une inflammation aiguë. Nous ne ferons
que reproduire ici la note qu'a bien voulu nous
fournir à ce propos M. le docteur Siredey, chef de
laboratoire à Clamart, après avoir examiné l'aorte et
les reins de notre malade.

« Des coupes ont été faites sur ces artères (aorte,
tronc brachio-céphalique, etc.), principalement au
niveau des plaques saillantes. On peut voir que
l'épaississement porte sur toutes les tuniques, mais
les lésions ont leur maximum à la partie profonde
de la tunique interne et dans la tunique moyenne.

« De nombreuses cellules embryonnaires sont infiltrées entre les lames élastiques, le long desquelles
elles forment des rangées continues à peu près
régulières. La tunique moyenne présente en outre
un certain nombre de lacunes irrégulières, que rem-

plissent de larges cellules très réfringentes et manifestement graisseuses ; les amas de cellules adipeuses
écartent, soulèvent les lames élastiques et forment
ainsi les plaques saillantes de la surface. La tunique
externe est également épaissie et infiltrée d'éléments
embryonnaires, mais en proportion moins considérable que les autres tuniques.

« L'examen à un très fort grossissement ne fait
guère que confirmer les observations qui précèdent.
Il montre la grande abondance des cellules embryonnaires, dont les rangées alternent régulièrement avec
les lames élastiques. Il montre également que les
blocs réfringents sont constitués en totalité par des
cellules adipeuses, autour desquelles les fibres élastiques sont refoulées, aplaties et sensiblement atrophiées.

« On peut voir en outre que les vasa vasorum sont
notablement dilatés et présentent un épaississement
remarquable de leurs tuniques ; les vaisseaux sont
distendus et se détachent comme s'ils avaient été
injectés artificiellement.

« Dans les reins, avec un faible grossissement
(obj. 2 Verick), M. le docteur Siredey a constaté
également que les vaisseaux sont le siège d'une congestion intense ; ils sont notablement dilatés par les
globules sanguins qui les remplissent. Sur quelques
points même on peut reconnaître la présence de petits
foyers hémorrhagiques entre les tubes. Les parois
des artères et même celles des plus petites artérioles

jusque dans le voisinage des tubes, sont épaissies et leur surface est irrégulière.

« A un plus fort grossissement (obj. 6 Verick), les artères présentent à divers degrés les lésions de l'artérite; leur surface interne est hérissée de dentelures, de rugosités; les tuniques sont épaissies et infiltrées de cellules embryonnaires. » (Note de M. le docteur Siredey.)

D'un autre côté M. le docteur Lancereaux (Société de biologie) a plusieurs fois contaté la présence de vaisseaux sanguins vers les parties profondes des plaques gélatineuses, et admet la possibilité de la vascularisation de la tunique interne dans le cas de son inflammation aiguë.

Ainsi donc prolifération de cellules embryonnaires, ayant grande tendance à subir la dégénérescence graisseuse, et prolifération de vaisseaux sanguins dans toute l'épaisseur des parois artérielles, tels sont les caractères de l'inflammation aiguë franche.

AORTITE AIGUE CONSÉCUTIVE A LA SENILITÉ PRÉCOCE. — Lorsque l'aortite survient dans ces conditions, on retrouve encore les lésions que nous avons étudiées précédemment, mais celles-ci coexistent avec d'autres altérations du vaisseau, beaucoup plus anciennes, qui modifient totalement son aspect extérieur. — De plus, elles s'accompagnent ordinairement de lésions du cœur et de ses orifices.

L'aspect extérieur de l'aorte est alors caractéristique. C'est ainsi que nous avons pu constater dans la plupart de nos observations, une dilatation parfois considérable (15 cent. de diamètre, obs. III) de ce vaisseau. Cette dilatation est parfois régulière, fusiforme, et s'étend assez loin; d'autres fois on voit de petites ampoules secondaires se former sur le fuseau principal (obs. IV). La surface interne du vaisseau présente, çà et là, des plaques blanchâtres résistantes, cartilagineuses, et même de véritables plaques calcaires. — Ces lésions commencent immédiatement au-dessus des valvules sigmoïdes qui peuvent également être atteintes et déformées (obs. II, IV, VI); elles sont plus prononcées, plus anciennes à l'origine de l'aorte, que sur le reste de son trajet. Elles sont, le plus souvent, espacées, assez disséminées, sur toute la longueur du vaisseau. On les retrouve plus spécialement à l'embouchure des coronaires et des vaisseaux du cou qu'elles rétrécissent (obs. IV). On peut les suivre encore dans l'aorte thoracique (obs. V), dans l'aorte abdominale et jusque dans les iliaques (obs. IV).

Ce sont là des lésions caractéristiques de l'aortite chronique, mais, dans leur intervalle, en cas de poussée aiguë, on peut reconnaître toutes les altérations que nous avons décrites plus haut, c'est-à-dire l'épaississement et la friabilité de toutes les tuniques artérielles, les plaques gélatineuses, rosées ou jaunâtres, saillantes, le boursoufflement et la rougeur frambroisée de la surface interne.

L'examen histologique fait bien mieux voir la multiplicité des lésions, et c'est alors que l'on peut dire,

Bornèque.   2

avec Cornil et Ranvier, « qu'entre l'artérite la plus aiguë et l'artérite la plus chronique à sa période la plus ultime, on trouve tous les intermédiaires, on observe toutes les phases d'un travail morbide non interrompu ». C'est qu'en effet les plaques gélatineuses deviennent opalescentes, blanchâtres, elles subissent peu à peu la transformation cartilagineuse, et finissent par s'imprégner de sels calcaires.

Aortite ulcéreuse. — Il ne faut pas croire qu'il en est toujours ainsi. La mince couche d'épithélium qui recouvre les plaques gélatineuses peut se rompre ; elles se trouvent alors en contact immédiat avec le courant sanguin qui les désagrège peu à peu, et l'on peut constater à l'autopsie de simples érosions du sommet de la plaque (fait rare d'après Léger) ou, comme nous avons été assez heureux pour le voir, de vastes surfaces ulcérées (obs. IV). En examinant le vaisseau, nous avons été surpris de trouver, avec les lésions caractéristiques de l'aortite aiguë, un certain nombre d'îlots, à bords irréguliers, déchiquetés, frangés, entourés de débris grisâtres, et analogues à ceux que l'on trouve dans l'endocardite ulcéreuse. Quelques-uns avaient des dimensions considérables (2 et 3 cent. de diamètre), mais, à un examen plus approfondi, on en aperçoit de beaucoup plus petits. On a pu voir ainsi que l'ulcération avait débuté par la surface interne, s'était étendue progressivement en détruisant la tunique interne, que celle-ci avait même disparu en certains endroits, et que, sur d'autres points, la tunique moyenne même, paraissait atteinte, car on remarquait au centre de l'ulcération un amincissement marqué des parois artérielles, et même un peu de dilatation. Le fond de ces diverses ulcérations était recouvert par de petites végétations verruqueuses, fibriniformes, se détachant facilement.

Les faits de ce genre ne paraissent pas nombreux. On en trouve quelques cas signalés çà et là dans les divers auteurs. Stokes (*Traité des maladies du cœur*) cite un cas où l'aorte présentait une vaste ulcération jusqu'à sa bifurcation ; Lebreton (*Bulletin de la Société anatomique*, 1867) en rapporte un analogue. Enfin, M. le D\u02b3 Garcin (*Marseille médical*, 1879) publie trois observations d'aortite à forme ulcéreuse, et, dans deux cas, l'ulcération avait abouti à une perforation des parois artérielles au niveau de l'oreillette droite.

Lésions consécutives. — Les aspérités qui tapissent l'aorte et les vaisseaux périphériques provoquent un ralentissement notable dans le cours du sang et nécessitent de la part du cœur un effort plus grand pour faire progresser l'ondée sanguine. Il en résulte une hypertrophie parfois considérable du cœur ; c'est ainsi qu'après l'avoir débarrassé du caillot mou noirâtre, cruorique, qui obstrue ses cavités, son poids peut atteindre 800 gr. (obs. IV). Cette hypertrophie ne porte que sur le ventricule gauche dont les parois sont considérablement

épaissies et peuvent mesurer deux (obs. IV) et trois
centimètres (obs. III). L'orifice aortique est très
élargi, fortement insuffisant ; mais cette insuffisance
n'est pas toujours le résultat d'une altération des
valvules (obs. III et V) : celles-ci peuvent avoir conservé toute leur souplesse, n'être pas déformées,
indurées ; elles ont été alors mécaniquement entraî-
nées par la distension de l'anneau fibreux qui les
supporte, celle-ci étant déjà la conséquence de la
dilatation aortique (Léger). Le tissu musculaire du
cœur est ordinairement sain ; il a conservé sa consistance ferme, sa couleur est restée normale. —
Les lésions aiguës de l'aorte peuvent encore déterminer par propagation l'inflammation des organes
voisins. C'est ainsi qu'il est assez fréquent (II et V)
de rencontrer au point où le péricarde se réfléchit
sur l'aorte et l'artère pulmonaire, une injection
très marquée de la séreuse et des fausses membranes qui indiquent l'existence d'une péricardite
limitée à la base et dont on aperçoit nettement le
point de départ.

Les filets descendants du plexus cardiaque qui
se trouvent à ce niveau sont englobés dans le processus inflammatoire ; le pneumogastrique, le phrénique lui-même, peuvent être atteints, et leurs lésions ont été constatées plusieurs fois par MM. Peter et Lancereaux. — Dans d'autres cas plus rares,
l'inflammation s'est propagée à la plèvre par l'in-
termédiaire du péricarde et a déterminé en ce point
un peu de pleurésie circonscrite (Léger). Dans une

de nos observations (obs. II), l'artère pulmonaire présentait une plaque athéromateuse autour de laquelle on pouvait constater l'existence d'une inflammation aiguë analogue à celle qui existait sur l'aorte, mais un peu moins intense.

SYMPTOMES.

L'aortite aiguë ne se traduit pas par les mêmes phénomènes, suivant qu'elle survient dans le cours des maladies graves, suivant qu'elle se développe sous l'influence de la sénilité précoce ou qu'elle revêt une forme ulcéreuse. Nous continuerons donc pour l'étude des symptômes la division que nous avons établie à propos de l'anatomie pathologique.

AORTITE AIGUE DANS LES AFFECTIONS GRAVES. — L'aortite aiguë dans ces cas passe souvent inaperçue, car les phénomènes graves en présence desquels on se trouve sont attribués à la maladie qu'on a sous les yeux. C'est celle qu'a étudiée M. Brouardel dans ses recherches sur la variole (*loc. cit.*). C'est encore à elle que se rapporte la description de Bizot, lorsqu'il donne comme principal symptôme de l'affection un œdème généralisé intense n'ayant son explication dans aucune affection cardiaque, œdème, s'accompagnant de fièvre, de délire, de prostration, de sueurs, et aboutissant finalement à à la mort rapide. Lebert a démontré (*Maladies des vaisseaux sanguins*) que Bizot avait vraisemblablement eu sous les yeux des cas de néphrites analogues à ceux de notre première observation, où nous retrouvons les mêmes symptômes généraux.

Si on recherche l'aortite et que l'on ausculte le cœur, on voit que les signes fournis par celui-ci sont parfois nuls, mais souvent très variables; il faut ausculter tous les jours avec un soin tout particulier, et ce n'est guère que lorsque l'on entend un souffle au premier temps et à la base, souffle d'abord léger, puis devenant bientôt râpeux, rude, et se prolongeant le long du vaisseau qu'on peut être amené à le considérer comme la preuve d'une lésion de l'aorte ascendante. Dans bien des cas même on ne perçoit qu'une altération de timbre. D'autres fois on peut encore constater à la base quelques frottements péricardiques, légers, superficiels, et tout à fait fugaces.

Si la mort survient, elle n'est pas le résultat de l'aortite; elle ne doit être imputée qu'à la gravité de la maladie (Brouardel).

Aortite aiguë liée a la sénilité précoce. — Bien différent est le tableau de l'aortite aiguë, telle que l'a étudiée M. le docteur Léger, dans sa thèse inaugurable (1) : celle-ci se traduit par des phéno-

____

(1) Léger. Etude sur l'aortite aiguë, 1877.

mènes propres et bien définis ; mais, de même que nous n'avons pu séparer les lésions, nous ne pouvons séparer les symptômes, l'athérome donnant lieu à un certain nombre de signes, subordonnés à sa marche, à ses progrés, et qui accompagnent fréquemment l'aortite aiguë, sans en être des symptômes proprements dits.

Nous aurons donc à passer en revue l'aspect extérieur du malade, le début et les phénomènes caractéristiques de l'affection. Nous étudierons les crises auxquelles ils sont sujets, nous passerons ensuite à l'examen du cœur et des vaisseaux, et nous dirons quelques mots, en finissant, de la marche, de la durée et de la terminaison de la maladie.

Aspect extérieur. L'aspect extérieur du malade est tout à fait caractéristique et bien fait pour attirer l'attention. Son teint est d'une pâleur extrême, plombé, terreux, parfois subictérique (obs. IV), d'autres fois franchement chlorotique avec décoloration de la peau et des muqueuses, rarement œdème de la face et des extrémités (obs. VI et VII). En même temps on observe chez eux une impulsion spéciale, un bondissement particulier, un soulèvement en masse (obs. III) des artères du cou, on peut même y percevoir du frémissement vibratoire (obs. IV et VII). Cette exagération des battements s'étend jusque dans les artères de la face, au creux épigastrique, dans la fémorale (obs. VI). Elle se manifeste à la radiale par les caractères du pouls de Corrigan, qui est bondissant et dépressible.

Les caractères du pouls se révèlent encore mieux par le tracé sphygmographique, qui indique une ligne d'ascension brusque surmontée d'un crochet et une ligne de descente rapide, ce qui marque un défaut de tension artérielle. Ce tracé (obs. V) peut exister alors même qu'il n'y a pas d'insuffisance aortique, car alors l'aorte subit une sorte de paralysie et se laisse distendre avec la plus grande facilité. (Bucquoy.)

Mais dans d'autres cas le malade change en quelques jours, et présente un aspect tout différent : c'est que l'affection fait des progrès rapides, le cœur hypertrophié se fatigue, l'anneau mitral se laisse distendre et l'insuffisance auriculo-ventriculaire vient compliquer l'insuffisance aortique. La face se cyanose, devient bouffie (obs. II, III, V), les lèvres sont violacées, livides, mais la pâleur peut néanmoins se reconnaître ; les membres inférieurs s'œdématient, la paroi abdominale elle-même s'infiltre de sérosité, le pouls faiblit, le malade offre presque tous les phénomènes de l'asystolie, et l'on serait bien loin de songer à la lésion aortique qui a suscité tous ces troubles, « si celle-ci ne venait encore se révéler par ses symptômes propres, la nature de sa dyspnée, ses accès subits d'oppression et de déchirure rétro-sternale, accompagnés d'irradiations douloureuses. » (Léger.)

Début. — Le début de l'affection est ordinairement insidieux ; le malade éprouve depuis quelque temps des palpitations légères, peu intenses (obs. II, III,

VII) il est mal à l'aise, anxieux, sans souffrance, un rien l'irrite, l'impressionne, le moindre effort l'essouffle, il est sujet aux vertiges, aux éblouissements et même aux syncopes (obs. V et VI). Rarement c'est un accès subit d'oppression survenant au milieu du travail. Ces divers troubles s'accentuent considérablement en quelques jours ; ils sont rapidement suivis de phénomènes douloureux, dyspnéiques ou gastriques, qui rendent tout travail impossible et l'obligent à venir réclamer du secours.

Phénomènes douloureux. — Les phénomènes douloureux se traduisent par une grande gêne intrathoracique, une sensation souvent vague et mal exprimée par les malades, de pesanteur (obs. II), de constriction (obs. VII), parfois comparée par eux à une crampe, à une torsion ou à la morsure produite par un animal. Dans un cas même, M. le docteur Bucquoy (1) a pu observer au début chez un homme une sensation tout à fait analogue à la boule hystérique, mais cet état fut bientôt suivi d'attaques pseudo-angineuses qui amenèrent la mort en quelques jours, et à l'autopsie on trouva les lésions caractéristiques de l'aortite aigue (2).

Le siège de cette sensation est très variable. Elle occupe ordinairement la partie supérieure de la poi-

(1) Bucquoy. Conférence clinique sur l'aortite à l'hôpital Cochin, 1882.
(2) M. le Dr Armaingaud, de Bordeaux, a de son côté décrit des phénomènes hystériformes convulsifs survenant chez des individus atteints d'affection aortique. (Bordeaux médical, 1878.)

trine, la région de l'aorte ascendante, au-dessus des quatrième et troisième espaces intercostaux, mais on a pu l'observer également à la base de la poitrine, à l'épigastre ou entre les deux épaules.

Elle s'accompagne fréquemment d'irradiations qui offrent beaucoup d'analogies avec celles de l'angine de poitrine. Ces irradiations consistent en un sentiment de froid, d'engourdissement pénible, occupant surtout le membre supérieur gauche et se propageant le long du nerf cubital jusqu'à l'extrémité du petit doigt et de l'annulaire (obs. II et VII). D'autres fois, ces crampes siègent dans le plexus cervical superficiel (obs. VII), dans le membre droit (obs. VI), dans la région hépatique ou à l'épigastre (obs. V).

Phénomènes dyspnéiques. — Chez un certain nombre de malades, les phénomènes douloureux n'existent pas (obs. III et IV) ; ils sont remplacés par une angoisse considérable et un sentiment de strangulation, d'étouffement, de constriction à l'intérieur de la poitrine, par une dyspnée intense qui n'est pas en rapport avec l'état du cœur et des poumons. Cette dyspnée à été étudiée par M. le docteur Rousseau (1). Le malade est facilement essoufflé, son haleine est courte, le nombre des mouvements respiratoires est un peu augmenté ; il varie de 25 à 30 par minute. L'inspiration est un peu pénible, comme si quelque

---

(1) Rousseau. Des accès de dyspnée dans les maladies du cœur et de l'aorte, 1880.

chose s'opposait à l'entrée de l'air dans la poitrine, mais il y pénètre pourtant facilement; les muscles inspirateurs ne sont pas convulsés, la poitrine n'est pas plus sonore qu'à l'état normal, le murmure vésiculaire a conservé son ampleur.

On observe encore assez souvent une toux quinteuse, sèche, sans expectoration, et en plusieurs circonstances on a pu voir survenir des hémoptysies, sans qu'il y ait dans le poumon de lésions appréciables.

Phénomènes gastriques. — Enfin, dans un certain nombre de cas, on a noté des troubles gastriques assez sérieux. Thomassini, professeur à Palerme, publiait en 1844, dans les Annales de thérapeutique, plusieurs observations d'aortite manifestement aiguë, dans lesquelles on retrouve, avec la pâleur de la face, les caractères du pouls, un peu d'oppression, des troubles digestifs considérables survenus assez brusquement, la plupart sans cause appréciable, et consistant en sensation de lourdeur, de plénitude d'estomac, en éructations fréquentes, émissions de gaz par l'anus, etc., etc. Tous ces phénomènes s'étaient fort accentués en quelques mois, ils avaient surtout été exagérés pendant les derniers jours de la vie, et les lésions observées à l'autopsie correspondent parfaitement avec celles que nous avons données. Aussi Thomassini, frappé du grand nombre de cas de ce genre qu'il avait eu sous les yeux, en était arrivé à considérer tous ces troubles comme des manifestations de l'artérite. Martin (Union médicale, 1865)

insiste également sur la pneumatose gastro-intesti-
nale considérable qui dans deux cas, observés par
lui, avait accompagné l'explosion des accidents
cardiaques. Plusieurs autres observateurs ont également signalé, mais sans s'y arrêter, des troubles
digestifs consistant en nausées intenses, vomissements bilieux, parfois passagers, souvent continuels
(Léger), survenant alors même que le malade n'a
pas pris de nourriture. Nous avons pu voir deux cas
analogues (obs. II et III). M. le docteur Bucquoy a
insisté sur ces troubles dans ses cliniques ; ils ne
tiennent pas à des lésions stomacales et doivent être
attribués à l'irritation qui se propage jusqu'au
pneumo-gastrique.

N. B. En étudiant ces divers phénomènes, sensation de boule hystérique, phénomènes convulsifs, ir-
ritabilité spéciale, dyspnée, etc., etc., nous sommes
frappé de l'analogie qu'ils présentent avec les symptômes de l'hystérie, et nous nous demandons, si, dans
un certain nombre de cas, particulièrement chez
l'homme, les symptômes en présence desquels on se
trouve sont réellement le fait de l'hystérie, et ne doivent pas être attribués tout simplement à l'aortite.
C'est là un point sur lequel nous attirons l'attention
des observateurs.

Crises. Leur pathogénie. — Les divers troubles que
nous venons de passer en revue peuvent exister seuls,
mais le plus souvent ils sont réunis ; de là une série de
phénomènes complexes que le malade ne peut analy-
ser ; de là ces sensations pénibles, indéfinissables, qui

ne lui permettent pas d'expliquer nettement ce qu'il ressent.

Tous ces troubles seraient encore supportables, s'ils n'étaient sujets à des redoublements qui constituent de véritables attaques. Le malade les voit venir, il les redoute ; aussi dans leur intervalle n'est-il jamais tranquille.

Au moment de ses crises, son aspect est égaré, sa parole est faible, entrecoupée ; il ne peut répondre qu'avec peine aux questions qui lui sont faites, le corps se couvre de sueurs, il est appuyé contre plusieurs oreillers ; la tête est élevée, un peu penchée, sans être complètement renversée en arrière : d'autres fois le malade est agité, il ne se trouve bien nulle part, il est obligé de quitter le lit (obs. III. IV), de marcher ou de s'asseoir dans un fauteuil.

C'est qu'alors la sensation de pesanteur, d'étouffement, de strangulation, s'est changée en un sentiment de brûlure, de déchirure intense à l'intérieur de la poitrine ; il lui semble qu'une vrille s'enfonce dans ses tissus, il la compare à la morsure d'un animal ou à la piqûre produite par des coups d'épingles. Les douleurs irradiées ont aussi augmenté d'intensité ; la sensation de froid, d'engourdissement, se change en une constriction insupportable, parfois en élancements douloureux, et un de nos malades (obs. VII), très intelligent, nous décrivait avec une grande netteté cette sensation de brûlure épouvantable qu'il éprouvait à la partie supé-

rieure du sternum et qui se propageait dans la partie interne du bras gauche, de l'avant-bras jusque
dans le petit doigt et l'annulaire, en nous faisant bien
remarquer que la partie externe de celui-ci n'était
le siège que de quelques tiraillements.

La respiration est aussi plus fréquente, plus pénible; c'est encore l'inspiration qui est la plus trou-
blée, bien que l'air pénètre facilement dans la poitrine; les mouvements respiratoires ont aussi augmenté un peu, la dyspnée est à son comble, l'oppression est si grande que le malade croit qu'il va étouffer. Les troubles gastriques peuvent alors se mani-
fester avec plus d'intensité, les vomissements n'arrivent souvent qu'à ce moment-là, et on peut voir
des douleurs au niveau de l'épigastre (V). Le cœur
est comme affolé; les battements cardiaques sont
plus violents, plus tumultueux, ils peuvent même
être douloureux (obs. VI), et le malade les compare
à un choc, à des coups de marteau répétés ou à
de simples piqûres. Le pouls à perdu son ampleur;
il est petit, fréquent, impossible à compter.

Dans d'autres cas les crises sont uniquement con-
stituées par un redoublement subit de la douleur, on
les a même vues simuler de véritables accès de coli-
ques hépatiques. Dans un cas cité par M. le docteur
Léger, la sensation pénible, déchirante qui occupait
la partie supérieure du sternum et le bras droit, s'est
transportée tout à coup, sans devenir moins intense, dans la région du foie et la partie supérieure
de l'abdomen.

Les crises durent en général deux ou trois minutes, mais elles peuvent se prolonger plus longtemps
et nous les avons vues (obs. II et III) persister pendant six à sept minutes. Elles augmentent de durée
et d'intensité à mesure que la maladie s'invétère,
elles deviennent alors aussi beaucoup plus fréquentes; et se renouvellent jusqu'à huit ou dix fois dans
les 24 heures.

Dans leur intervalle, le malade est relativement
calme, il a conservé sa lucidité d'esprit, il mange
avec assez d'appétit, il sommeille et essaye de prendre un peu de repos. Mais bientôt une nouvelle crise
survient, les mêmes phénomènes se répètent aussi
bien le jour que la nuit, de sorte que le patient n'a
plus un moment de tranquillité.

Deux théories principales, peuvent aujourd'hui
expliquer ces divers phénomènes. M. le professeur
Sée soutient que l'angine de poitrine tient à des troubles circulatoires du cœur amenant une ischémie de
cet organe ; la douleur au niveau du cœur serait la
conséquence des filets intracardiaques du nerf pneumogastrique, l'anxiété est aussi due à la même cause.
L'irritation des filets terminaux du nerf vague produit à son tour une excitation des branches motri-
ces du spinal, véritable nerf d'arrêt du cœur, d'où
ralentissement du pouls ; si l'irritation est trop prolongée, épuisement du nerf spinal et par cela même
accélération du cœur. Enfin, pour les irradiations
douloureuses, M. le professeur Sée admet, d'après
les expériences de Tripier (qui montrent qu'un nerf

peut devenir sensible lorsqu'un nerf du voisinage a
été atteint), que l'excitation du nerf vague se trans-
met aux centres nerveux et se fait sentir immédiatement sur les autres nerfs sensitifs, par action excen-
trique et secondaire.

M. le docteur Roussy (1), soutenant les opinions
du maître, démontre que les troubles circulatoires
du cœur sont le résultat du rétrécissement des artères coronaires, et il s'appuie pour cela sur les faits
cliniques, et sur plusieurs expériences pratiquées
sur les animaux.

M. le professeur Peter, au contraire, explique l'affection par la névrite du plexus cardiaque, dont plusieurs autopsies sont venues confirmer les lésions. Le
nerf phrénique lui-même est souvent englobé dans
le processus inflammatoire, et l'on a pu voir les
tubes nerveux étranglés, étouffés, et tout à fait dis-
sociés. M. Richard en cite plusieurs observations (2).
La névrite explique la douleur rétrosternale, les
troubles cardiaques, l'accélération des battements
ou leur ralentissement, suivant que l'action morbide
porte sur le grand sympathique ou sur le nerf vague.
L'altération du phrénique et les anastomoses qui le
relient aux plexus voisins, donnent une explication
satisfaisante des irradiations douloureuses. Mais
c'est surtout le pneumogastrique qui doit être incriminé, car il fournit à un triple département : cardia-

(1) Roussy. De l'angine de poitrine, 1881.
(2) Richard. Anatomie pathologique et symptomes de l'aortite,
1878.

que, pulmonaire, digestif, et toute irritation portée à
une de ses branches dans un point quelconque de
son territoire pourra l'impressionner d'une façon
fâcheuse et amener les troubles que nous avons observés.

On a aussi cherché à donner une explication du
retour des crises. Une fatigue, une émotion, un effort, quelquefois la toux (obs. II), un mouvement in-
tempestif, le passage du chaud au froid, une cause
minime en apparence peuvent les provoquer : comme
elles reviennent souvent la nuit, on a incriminé le
décubitus horizontal qui favorise la stase veineuse,
dans les veines pulmonaires, l'hypertrophie du cœur,
qui entrant en suractivité à un moment donné détermine la turgescence des vaisseaux bronchiques, de
sorte que le champ de l'hématose est diminué.
Comme elles se manifestent aussi fréquemment après
les repas, on en a accusé la distension de l'estomac
et le refoulement du diaphragme (Sée). Dans d'autres cas, il a suffi d'une pression sur les parties latérales du cou, le long du trajet du pneumogastrique,
ou sur le phrénique, au niveau de l'insertion du sca-
lène, pour en provoquer le retour (Peter).

Symptômes locaux. — Les phénomènes que nous
avons passés en revue sont les seuls qui soient réellement caractéristiques de l'affection ; ils peuvent man-
quer ou se présenter isolément : c'est surtout lorsqu'ils
sont réunis qu'ils ont une grande valeur. Les signes
que nous allons énumérer accompagnent l'affection et peuvent également servir à la faire recon-

Bornèque.   3

naître ; ils sont variables, plus ou moins prononcés, car ils dépendent surtout de la marche et des progrès de l'aortite chronique, dont ils sont un mode d'expression.

C'est ainsi que nous avons pu constater chez la plupart de nos malades (III, IV, V, VII) une hypertrophie du cœur assez considérable, se traduisant pr unae matité précordiale étendue, la voussure de la paroi thoracique, l'impulsion vive et l'abaissement de la pointe. Elle est toujours assez marquée, même au début de la maladie, et, d'après le Dr Richard (*loç. cit.*), elle ne ferait qu'en précipiter la marche, en lançant le sang avec trop de violence contre des parois déjà altérées.

Nous avons pu reconnaître également la dilatation aortique à une submatité assez prononcée au niveau du troisième espace intercostal sur le bord droit du sternum, au soulèvement de sa crosse, qui apparaît ou que l'on peut sentir au-dessus de la fourchette sternale, à celui de la sous-clavière, tel que l'a indiqué M. Faure (thèse de Paris, 1878); enfin, à un souffle systolique râpeux, dur, se prolongeant parfois assez loin dans l'aorte ascendante et même dans l'aorte thoracique.

Cette dilatation de l'aorte a pour conséquence immédiate et toute mécanique une distension de l'anneau fibreux qui supporte les valvules, car celles-ci peuvent n'être pas altérées (obs. III et V), et une insuffisance aortique que l'on reconnaît à ses caractères ordinaires. Cette insuffisance, d'après le Dr Rousseau (*loc. cit.*), aurait une importance considérable, sa nature est souvent méconnue, et c'est à elle qu'il faut attribuer la plupart des cas de mort subite que l'on a signalés dans le cours de l'insuffisance pure, car elle est beaucoup plus prononcée que cette dernière, et elle se complique en plus de lésions artérielles.

Enfin le pouls lui-même est modifié, la radiale est dure, sinueuse, parfois flexueuse, et le tracé sphygmographique indique le plateau caractéristique de l'atherome et souvent une inégalité des deux côtés.

L'examen des autres organes est à peu près nul, tout au plus peut-on constater comme nous l'avons fait (IV, V) les signes de la maladie qui a provoqué le développement de la poussée aiguë, râles sibilants, sous-crépitants, etc., etc. C'est dans ces cas-là également que l'on peut observer de la fièvre, car le plus souvent celle-ci n'existe pas du tout.

Marche, durée, terminaisons. — En présence de ces symptômes si graves, on pourrait craindre que la mort soit toujours imminente; il n'en est pas toujours ainsi, et tous les phénomènes peuvent s'amender, diminuer complètement pour que le malade jouisse d'un bien-être relatif, et puisse reprendre pendant un certain temps ses occupations, lorsque celles-ci ne sont pas trop pénibles (obs. VI et VII). Mais bientôt, au bout d'un mois ou deux, les mêmes phénomènes vont se répéter plus intenses que la première fois. — Tout peut encore se passer, et on peut observer ainsi trois ou quatre poussées successives (VII).

D'après M. le Dr Léger, l'examen des urines est un excellent point de repère pour diagnostiquer ces diverses attaques. Dès qu'une poussée aiguë doit survenir, les urines diminuent de quantité, elles restent peu abondantes pendant toute la durée de la maladie, et n'augmentent que si celle-ci doit avoir un heureux dénouement (thèse de Paris, 1877).

Mais, en général, l'affection marche d'une manière beaucoup plus rapide, et on ne peut lui assigner de durée, car le patient peut succomber à la première poussée, soit au moment d'un de ses accès (III), soit le plus souvent après quelques jours de souffrance, dans un de ses moments de calme (VI), en causant, ou même pendant son sommeil. Nous avons pu voir dans un cas (V) une diminution des crises pendant les quelques jours qui ont précédé la mort, et M. le Dr Léger rapporte également un fait analogue. Dans ces cas, la mort est due à une syncope, provoquée soit par la violence de l'accès ou survenant sans cause appréciable (Léger).

Dans d'autres cas, le malade succombe avec tous les phénomènes de l'asystolie (obs. II, IV), car alors le cœur s'est mitralisé, et l'affection a fait en quelques jours des progrès rapides, mais malgré tout, les symptômes caractéristiques de l'aortite dominent encore et la font reconnaître.

AORTITE A FORME ULCÉREUSE. — Les symptômes

de l'aortite à forme ulcéreuse peuvent n'être autres que ceux que nous venons d'exposer assez brièvement; mais, dans certains cas, on a pu voir survenir tout à coup et sans raison aucune de véritables accidents pyohémiques, avec grandes oscillations de température, frissons intenses répétés, sueurs abondantes, etc. Dans le cas que nous avons observé (IV), ces différents symptômes ont existé, mais ils n'étaient pas très prononcés, et on a pu les rapporter à l'abcès assez volumineux de la marge de l'anus que présentait le malade.

Chez l'individu dont Lebreton (1) rapporte l'observation, il n'y a aucun antécédent morbide, pas d'alcoolisme. L'assitude extrême avec anorexie. Frissons violents répétés, fièvre intense irrégulière, s'accompagnant d'une teinte jaunâtre avec anémie très prononcée. Rien dans les poumons, rien dans les urines. Souffle douteux au premier temps et à la base du cœur. On songe à des fièvres intermittentes, parce que le malade habitait dans le voisinage du Trocadéro, et l'on administre du sulfate de quinine. La mort survient quelques jours après, et l'on ne trouve à l'autopsie qu'une vaste ulcération de l'aorte de la grandeur d'une pièce de cinquante centimes, et plusieurs autres petites surfaces commençant à s'ulcérer. Le vaisseau tout entier présentait les lésions caractéristiques de l'aor-

(1) Lebreton. Aortite ulcéreuse ayant donné lieu à des phénomènes insolites. (Bull. Soc. anat., 1867.)

tite aiguë. — Nulle part on n'a trouvé d'abcès métastatiques.

Dans la discussion qui suivit, M. le Dr Legroux dit avoir observé un cas semblable à la Pitié en 1865, dans le service de M. Bernutz, et, pour lui, il n'est pas douteux qu'on ait eu sous les yeux, malgré l'absence de foyers métastatiques, un cas d'aortite analogue à l'endocardite ulcéreuse.

Dans les cas publiés par M. le Dr Garcin (1), chef de clinique de M. le professeur Fabre, de Marseille, les symptômes d'infection purulente n'ont été notés qu'une fois, et encore ce cas correspond-il à un abcès des parois aortiques, analogues aux cas rapportés par Leudet (*Ach. gén. de médecine*, 1861). Dans les deux autres cas, le vaisseau présentait un grand nombre de surfaces ulcérées, de dimension et de profondeur variables, à bords déchiquetés, irréguliers, frangés. L'inflammation était nettement ulcérative, et elle avait même détruit les parois de l'aorte au niveau de l'oreillette. Dans les deux cas, les symptômes observés n'ont été autres que ceux de l'asphyxie et de l'asystolie.

En présence de faits si peu nombreux, nous ne pouvons donc donner les accidents pyohémiques comme caractéristiques de la forme ulcéreuse, mais peut-être arrivera-t-on un jour à distinguer, comme on a dû le faire pour l'endocardite, une forme

---

(1) Garcin. Aortite aiguë à forme ulcéreuse. (Marseille médical, 1879.)

aseptique et une forme septique, cette dernière étant caractérisée par la genèse et l'élimination rapide des produits inflammatoires. C'est là un point qu'il ne nous est pas permis d'élucider en ce moment.

En resumé, des trois formes d'aortite que nous avons étudiées, l'aortite liée à la sénilité précoce est la seule dont les symptômes soient bien définis, et qui puisse se reconnaître pendant la vie. Elle est du reste de beaucoup la plus fréquente.

DIAGNOSTIC.

Les phénomènes que nous venons d'étudier offrent de grandes analogies avec ceux de *l'angine de poitrine*, et il est très difficile de les différencier. Cependant, dans l'aortite aiguë, les malades n'éprouvent pas cette sensation si pénible de barre transversale et rétro-sternale que l'on observe si souvent dans l'angine de poitrine (1). De plus, les phénomènes douloureux, quoique sujets à des crises, à des redoublements, sont précédés, pendant quelques jours, de malaise, de palpitations, d'anxiété, de phénomènes prémonitoires, qui persistent dans leur intervalle ; aussi faut-il les désigner sous le nom de phénomènes *pseudo-angineux*.

(1) Bucquoy. Clinique sur l'aortite aiguë. (J. de méd. et de chir. pratiques, octobre 1882.)

Dans l'angine de poitrine, la sensation, l'accès douloureux est beaucoup plus violent, plus prolongé ; il survient tout à coup au milieu du travail, d'un effort que le malade doit interrompre, car il sent « comme une pause universelle des opérations de la nature », puis tout cesse lorsqu'il se croit prêt de succomber. — Cet accès est ordinairement isolé, il reparaît quelquefois, très longtemps après, et ce n'est qu'à une période très avancée qu'il finit par se répéter plus souvent. Les phénomènes dyspnéiques peuvent être confondus *avec l'asthme,* mais à part la détresse respiratoire qui existe de part et d'autre, les crises sont bien différentes. Dans l'asthme, elles arrivent subitement surtout la nuit au milieu d'une santé parfaite, l'inspiration est pénible, car tous les muscles inspirateurs sont convulsés, l'air ne peut pénétrer dans la poitrine, l'expiration est prolongée, quatre ou cinq fois plus longue que l'inspiration, et il y a aussi un ralentissement des mouvements respiratoires. Le malade est asphyxiant, puis tout se calme ; il survient une toux fréquente s'accompagnant de l'expulsion de crachats gluants perlés, et de tout cela il ne reste qu'un peu de malaise, de courbature, qui disparaît rapidement.

On peut encore les confondre avec les formes dyspnéiques de l'urémie, car des deux côtés il y a difficulté de la respiration, diminution des urines et souvent absence de lésions pulmonaires. Mais celle-ci a ordinairement une invasion brusque, une marche exacerbante et rapidement asphyxiante, et elle s'accompagne ordinairement de phénomènes cérébraux. Mais parfois le diagnostic est très difficile, d'autant plus qu'on trouve assez souvent dans les deux cas de l'albuminurie, comme nous l'avons observé plusieurs fois. (Obs. II, IV, V.)

L'anévrysme de l'aorte thoracique offre quelquefois un tableau presque identique avec celui de l'aortite: oppression habituelle, accès douloureux subits, hypertrophie du cœur, inégalité du pouls. — L'existence de phénomènes de compression dans un cas, leur absence dans l'autre, est le meilleur signe qui puisse permettre d'en établir la distinction. (Léger.)

Enfin si l'on voyait survenir tout à coup au milieu des symptômes de l'aortite des phénomènes d'infection purulente, il faudrait songer soit à une forme ulcéreuse, soit à un abcès des parois du vaisseau; mais les faits sont souvent complexes et le diagnostic sera souvent sinon toujours impossible.

TRAITEMENT

Des divers phénomènes que nous venons d'étudier découlent plusieurs indications au point de vue thérapeutique.

Il faut tout d'abord agir directement sur le processus inflammatoire et, si l'on a peu de chances d'obtenir une guérison complète, on peut du moins procurer au malade un grand soulagement. Les vésicatoires, les ventouses scarifiées, les pointes de feu, la teinture d'iode, appliqués au niveau de l'origine de l'aorte, peuvent rendre de grands services.

En même temps qu'on essaye d'enrayer ainsi par les révulsifs la poussée aiguë, il est de toute nécessité de s'adresser aux symptômes présentés par le malade, c'est-à-dire calmer l'oppression et la douleur. L'opium est le médicament qui peut arrêter à coup sûr et pendant fort longtemps les accès les plus graves; de plus, il n'expose dans ces circonstances à aucun danger. On peut l'employer en nature, mais il est bien préférable de se servir des injections sous-cutanées de chlorhydrate de morphine, en ayant bien soin toutefois de débuter par de faibles doses. Celles-ci, en suspendant la sensibilité, peuvent agir par action réflexe sur le grand sympathique et les fonctions de la vie végétative. Elles calment à la fois les phénomènes douloureux et la dyspnée; de plus, elles diminuent, comme l'a fait voir M. le docteur Huchard, les troubles dus à l'anémie. On peut les répéter au moment de chaque accès, mais il suffit ordinairement de les faire matin et soir pour rendre au malade le repos dont il a tant besoin.

Dans quelques cas rebelles pourtant (obs. VI), la morphine étant employée depuis un certain temps ne donne plus les résultats désirables, et alors le chloral le remplace avantageusement et paraît calmer les crises les plus violentes (1).

On pourrait encore se servir dans ces cas, comme le font les médecins anglais, d'inhalations de nitrite d'amyle, mais il faut les employer avec énormément de précautions, et il en est résulté plusieurs accidents graves.

Une fois tous ces phénomènes amendés, lorsque la poussée aiguë est terminée, il ne faut pas croire que tout est fini, et on doit encore agir d'une façon rigoureuse contre les lésions chroniques consécutives.

L'iodure de potassium paraît ici très indiqué : il réussit alors même que les lésions ne sont pas sous la dépendance de la diathèse syphilitique. On peut lui ajouter les divers sédatifs du système nerveux et en particulier le bromure de potassium. Ces médicaments, prolongés pendant un certain temps, exercent une action résolutive incontestable.

Il faut encore soumettre le malade à une hygiène sévère, lui prescrire d'éviter les fatigues excessives, les efforts violents, les excès de toutes sortes, et le mettre à un régime tonique et reconstituant afin de combattre son anémie. Les amers, le quinquina, les ferrugineux sont ici parfaitement indiqués. Pendant l'été, il se trouvera bien d'une saison passée à Royat ou à Plombières, dont les eaux sont à la fois sédatives et résolutives.

(1) Nous avons vu également par un de nos malades (obs. VII) que l'éther procurait parfois un grand soulagement.

La digitale bien que tonique du cœur ne réussit pas dans ces cas ; ce n'est que tout à fait à la dernière période lorsque le cœur faiblit, lorsqu'il se mitralise et que le malade est exposé aux accidents de l'asystolie, qu'elle est indiquée, mais il faut avoir bien soin d'en suspendre l'emploi au bout de quelques jours. Dans bien des cas même il est préférable de s'adresser à d'autres médicaments ; les drastiques à doses modérées, et les diurétiques, principalement la scille, le vin de la Charité, le nitrate de potasse, et enfin le régime lacté rendront de très grands services :

OBSERVATIONS

OBSERVATION I.

Néphrite aiguë. Aortite. Mort.

C... (Jules), 19 ans et demi, entre le 23 septembre 1882, dans un état de prostration extrême. Les personnes qui l'ont amené disent qu'il est malade depuis quarante-sept jours, qu'il a eu de la fièvre, mal à la gorge et de la rougeur sur les mains et la poitrine.

Au bout de douze jours de maladie, il a bu de l'eau froide et, depuis lors, il s'est plaint des reins. Aucun autre renseignement. Congestion pulmonaire intense. Petits râles aux deux bases. Anasarque généralisé. Peau excessivement chaude. Urines fortement albumineuses.

Rien au cœur. — Il meurt dans la soirée.

L'autopsie a été faite le lendemain matin ; la note prise à ce sujet a été égarée, à notre grand regret, de sorte que nous ne pouvons pas donner le résultat complet de l'autopsie. Les lésions des divers organes ont, du reste, moins d'importance, puisque c'est de l'aorte que nous nous occupons, et que celle-ci et les reins ont pu être examinés par M. le Dr Siredey, chef du laboratoire de Clamart. Voici la note qu'il nous a transmise à ce propos :

« A l'œil nu, l'aorte présente des altérations très remarquables. Elle est considérablement épaissie. La surface interne, rouge, injectée sur quelques points, est pâle, jaunâtre sur d'autres. Ces divers aspects se présentent d'une façon irrégulière. De plus, cette surface interne présente un grand nombre de saillies qu'on peut réellement comparer aux plaques de

Peyer du début de la dothiénentérie ; les plaques varient dans leurs formes et dans leurs dimensions ; elles sont dures, résistantes sous le doigt, sans avoir cependant la résistance cartilagineuse ; elles sont de couleur jaunâtre, leur périphérie est généralement entourée d'une zone de congestion.

« Nulle part on ne distingue de perte de substance ou de plaques ossifiées. Le tronc brachio-céphalique, la carotide et la sous-clavière gauche présentent des altérations analogues.

« Des coupes ont été faites sur ses artères, principalement au niveau des plaques saillantes ; on peut voir que l'épaississement porte sur toutes les tuniques, mais les lésions ont leur maximum à la partie profonde de la tunique interne et dans la tunique moyenne. De nombreuses cellules embryonnaires sont infiltrées entre les lames élastiques, autour desquelles elles forment des rangées continues à peu près régulières.

« La tunique moyenne présente en outre un certain nombre de lacunes irrégulières que remplissent de larges cellules très réfringentes, manifestement graisseuses. Les amas de cellules adipeuses écartent, soulèvent les lames élastiques et forment ainsi les plaques saillantes de la surface.

« La tunique externe est également épaissie et infiltrée d'éléments embryonnaires, mais en proportion moins considérable que les autres tuniques.

« L'examen, à un très fort grossissement, ne fait guère que confirmer les observations qui précèdent. Il montre l'abondance des cellules embryonnaires dont les rangées alternent assez régulièrement avec les lames élastiques ; il montre également que les blocs réfringents sont constitués en totalité par des cellules adipeuses, autour desquelles les fibres élastiques sont refoulées, aplaties et sensiblement atrophiées.

« On peut voir en outre que les *vasa vasorum* sont notablement dilatés et présentent un épaississement remarquable de leurs tuniques. Les vaisseaux sont distendus et se détachent comme s'ils avaient été injectés artificiellement.

« En résumé, l'aorte est le siège d'une inflammation intense, avec commencement de dégénérescence graisseuse de la tunique moyenne.

« Les reins ont à peu près leur volume normal ; ils sont blancs, lisses, durs à la coupe ; ils sont le siège d'altérations

profondes et variées : ces altérations portent, à la fois, sur l'é-
lément épithélial et sur la substance interstitielle.

« A un premier examen, avec faible grossissement (obj. II,
de Vérick), on peut constater que la plupart des tubes ont
perdu leur épithélium ; ils se présentent sous la forme de lacunes plus ou moins irrégulières, limitées par des travées
conjonctives épaissies. Quelques-uns renferment des boules
qui remplissent toute la lumière du tube, et ce n'est que tout
à fait exceptionnellement que l'on rencontre sur quelques
points des préparations, des petits îlots renfermant des tubes
à peu près sains. En même temps on voit un agrandissement
très notable des espaces intertubulaires. Sur des coupes longitudinales, c'est-à-dire parallèles à l'axe des pyramides, on
peut constater que cette prolifération interstitielle se rencontre avec la même intensité dans les diverses régions du rein.
Les mêmes coupes montrent, avec une grande netteté, les
stries assez régulières que forme la substance tubulaire al-
ternant avec l'élément conjonctif. Les glomérules sont irréguliers, les uns augmentés de volume, les autres rétractés,
ratatinés. La capsule de Bowmann est sensiblement épaissie.

« Les vaisseaux sont le siège d'une congestion intense ; ils
sont notablement dilatés par les globules sanguins qui les
remplissent. Sur quelques points même on peut reconnaître
la présence de petits foyers hémorrhagiques entre les tubes.
Les parois des artères, et même celles des plus petites artérioles, jusque dans le voisinage des glomérules, sont épaissies
et leur surface est irrégulière.

« A un plus fort grossissement (obj. VI, Vérick), on voit
que les tubes présentent pour la plupart les lésions les plus
avancées de la néphrite parenchymateuse. Ils sont le siège
d'une desquamation très active, complète sur quelques points.
Un grand nombre de tubes renferment encore des boules for-
mées de cellules dégénérées, et pour la plupart détachées de
la paroi du tube. La généralisation des lésions épithéliales est
très remarquable. On les rencontre sur les tubes droits comme
sur les tubes contournés et sur les anses de Henle.

« Les altérations du glomérule méritent une attention spéciale. Nettement séparées du reste du lobule par leur capsule
épaissie, elles se détachent très distinctement sur les divers
points des préparations, mais avec des aspects très différents,

Quelques glomérules paraissent augmentés de volume, ils contiennent des noyaux plus nombreux et plus apparents qu'à l'état normal, mais sur un grand nombre d'autres points ils sont atrophiés, comme rétractés. Sur les préparations, ils sont séparés de la capsule par un espace tantôt vide, tantôt rempli d'un exsudat fibrineux. On ne distingue à leur surface que de rares noyaux ; quelques-uns sont manifestement sclérosés.

« Les artères présentent à divers degrés les lésions de l'artérite ; leur surface interne est hérissée de dentelures, de rugosités ; leurs tuniques sont épaissies et infiltrées de nombreuses cellules embryonnaires. Bien qu'on ne distingue pas de ruptures, on voit très nettement sur les coupes longitudinales de petits amas de globules rouges extravasés, irrégulièrement disséminés entre les tubes.

« Le tissu interstitiel est le siège d'une prolifération active; non seulement les travées conjonctives, qui séparent les tubes, sont épaissies, mais elles sont remplies de cellules embryonnaires.

« Quoique cette prolifération interstitielle soit à peu près généralisée, elle présente en quelques points une intensité toute particulière. C'est ainsi que dans le voisinage des glomérules, on rencontre des amas de cellules lymphatiques, constituant véritablement de petits abcès.

« En résumé, néphrite mixte, caractérisée par une inflammation aiguë du tissu interstitiel du rein, accompagnée d'altérations artérielles et de lésions épithéliales très avancées. »

OBSERVATION II.

Insuffisance et rétrécissement aortiques. Aortite aiguë avec accès pseudo-angineux. Mort.

L... (Esther), lingère, 36 ans, entre le 30 janvier 1882, à l'hôpital Cochin, salle Saint-Jean, n° 1. Son père est mort, il y a six mois. Sa mère vit encore, mais depuis six ans elle est alitée; toutes ses articulations, surtout celles des mains, sont ankylosées.

La malade a toujours été bien portante et d'une forte constitution.

Toujours bien réglée depuis l'âge de 13 ans. Pas de grossesse. Il y a quatre ans, elle perdit son mari, qui était marchand de vin ; elle l'aidait dans ses travaux et descendait avec lui dans les caves, mais elle ne s'est jamais adonnée à la boisson. En même temps, soucis divers, revers de fortune, l'obligeant à reprendre le métier de lingère, qu'elle exerçait avant son mariage.

Elle eut, quelque temps après, des douleurs rhumatismales dans les genoux et les coudes. Les douleurs furent traitées par des vésicatoires et disparurent au bout de trois semaines environ.

A leur suite, palpitations violentes avec sentiment d'oppression, de pesanteur dans la région précordiale, mais à l'intérieur de la poitrine ; engourdissement pénible dans le bras gauche suivant le trajet du nerf cubital. Depuis, ces douleurs sont revenues plusieurs fois, mais elles sont beaucoup plus violentes, plus prolongées, plus intenses ; à de certains moments, surtout la nuit, quelquefois aussi pendant la journée à la suite de quintes de toux, mais elles n'ont rien de fixe dans leur apparition, et durent de cinq à six minutes chaque fois.

Depuis deux ans la malade a beaucoup maigri, elle a éprouvé de violents maux de reins, plus de difficulté dans la marche et a eu une perte de sang considérable par l'utérus. Depuis lors, elle perd continuellement, mais c'est depuis quatre mois seulement qu'elle s'est aperçue que son ventre avait grossi.

Depuis quinze jours seulement, œdème des extrémités inférieures, oppression très considérable, l'empêchant de respirer, irradiations très douloureuses dans le bras gauche et accès arrivant trois ou quatre fois chaque nuit. C'est là ce qui la décide à entrer à l'hôpital.

La malade est pâle, assise dans son lit. Respiration anxieuse, mais sans altération du rhythme respiratoire. Oppression extrême.

Langue nette. Pouls ample, bondissant et dépressible comme dans l'insuffisance aortique. Artères un peu dures, athéromateuses. Pas de fièvre.

Au cœur. Matité étendue, impulsion vive de la pointe dans le sixième espace et assez en dehors du mamelon. Double bruit de souffle à la base; le premier est un peu rude, a son

Bornèque. 4

maximum au niveau du deuxième espace intercostal du côté gauche. Pas de propagation dans l'aorte. La matité de ce vaisseau n'est pas augmenté, il n'y a pas de soulèvement en masse des artères du cou. Un peu de submatité et d'affaiblissement du murmure vésiculaire au sommet du poumon droit et en arrière. Vers la base, quelques râles sous-crépitants très fins.

Abdomen volumineux, offrant une matité complète. Tumeur mobile, inégale, bosselée, remontant jusqu'à l'ombilic. Elle est un peu douloureuse au niveau de la fosse iliaque droite. On n'y perçoit pas de fluctuation, mais la malade accuse la sensation d'un liquide qui se déplace. Au toucher on provoque un peu de douleur dans le cul-de-sac latéral gauche. Foie normal.

Urines foncées peu abondantes, fortement albumineuses.

Traitement : 1 gramme d'iodure et 1 gramme 50 de bromure par jour. Lait et vin de Bordeaux.

Le 1er février. Même état que la veille, deux accès pendant la nuit. M. Bucquoy fait le diagnostic d'aortite et se fonde uniquement pour cela sur la pâleur de la malade, les accès pseudo-angineux et la grande oppression qu'elle présente, car rien dans l'examen physique ne peut faire songer à cette affection.

La malade n'étant pas allé à la garde-robe depuis deux jours, on lui prescrit un lavement chloralé.

Le 2. Respiration très anxieuse. Sentiment de brûlure intra-thoracique au moment des accès ; teint un peu coloré au niveau des pommettes. lèvres violacées, livides. La malade a vomi plusieurs fois pendant le journée des matières bilieuses. Quelques petits frissons irréguliers. Battements du cœur fréquents; le pouls est moins ample, la peau un peu chaude. Thé alcoolisé. Injection d'éther.

Le 3. Même état. Injection d'éther.

Le 5. Matité étendue au niveau du cœur, un peu de voussure au niveau de la paroi thoracique. Les bruits du cœur sont sourds et étouffés, il y a un peu de péricardite. L'œdème des extrémités a un peu augmenté. On donne, au lieu du bromure et de l'iodure, 0,30 cent. de digitale en macération.

Le 7. Oppression énorme, angoisse considérable; la malade étouffe constamment, sans qu'il y ait rien dans la poitrine, elle n'a pas eu de crises douloureuses depuis la veille au matin, les lèvres sont tout à fait livides, le visage cyanosé : thé alcoolisé, injection d'éther.

Le 8. Affaiblissement considérable, la malade peut à peine répondre. Diarrhée. L'œdème des extrémités a encore augmenté. Lait avec eau de chaux. Injection d'éther. Mort dans l'après-midi.

Autopsie le 10 au matin. — Le péricarde renferme environ 300 grammes de sérosité, la séreuse au niveau de la base du cœur est très injectée et tapissée de fausses membranes. *Cœur* hypertrophié, pesant 540 grammes. Les parois du ventricule gauche sont très épaissies et mesurent 2 centimètres. La valvule mitrale est athéromateuse à sa base, les trois valvules sigmoïdes sont indurées, ratatinées ; il y a à la fois rétrécissement et insuffisance. L'aorte n'est pas dilatée, ses parois sont épaissies, elle renferme un caillot noir volumineux dans sa portion ascendante ; elle est parsemée de plaques blanches crétacées, autour desquelles l'endartère est plus rouge qu'à l'état normal. Au niveau de la crosse, on trouve d'autres plaques d'un rouge vif, assez épaisses, de consistance à demi cartilagineuse, de dimension variable, faisant saillie à l'intérieur du vaisseau, et qui témoignent d'une inflammation aiguë des parois artérielles : ces plaques se retrouvent dans toute la longueur du vaisseau, quelques-unes sont jaunâtres ou d'un rouge moins vif que les supérieures ; très abondantes au niveau de la crosse et de l'aorte thoracique, elles diminuent peu à peu et ont cessé avant la bifurcation du vaisseau. Le ventricule droit est un peu hypertrophié, l'orifice tricuspidien est sain, l'orifice pulmonaire est un peu rétréci. L'artère pulmonaire est rouge, enflammée, épaissie, offrant deux petites plaques athéromateuses, et d'autres plaques rouges, plissées, chagrinées, indiquant également une endartérite aiguë analogue à celle de l'aorte.

Foie. — 1450 grammes, muscade, dur à la coupe ; vésicule biliaire très petite, à parois épaisses, resserrées autour d'un calcul gros comme une aveline, qui remplit toute la poche.

Utérus. — Col et cavité du corps sains ; à la surface du corps, petites tumeurs de volume variable, arrondies, bosselées, de consistance fibreuse, lardacée, criant sous le scalpel. Elles n'ont pas de connexion avec l'utérus, auquel elles sont rattachées par un pédicule violacé, mou. A la partie postérieure de l'utérus, l'une de ces tumeurs atteint le poids de 500 grammes. L'ovaire gauche est remplacé par une poche kystique volumineuse contenant un litre environ d'un liquide jaunâtre, louche, séro-purulent. A l'ouverture de cette poche, on trouve vers sa partie inférieure un tissu mou, friable, caséeux. L'ovaire droit offre les mêmes lésions, mais la poche kystique est beauconp moins développée.

Le péritoine est un peu rouge, vasculaire et paraît enflammé, la cavité abdominale renfermait un peu de sérosité.

Le cerveau, la rate et les reins n'offrent pas de lésions appréciables.

OBSERVATION III.

Poussée aiguë d'aortite. Phénomènes dyspnéiques. Mort.

B... (Etienne), 50 ans, garçon distillateur, entre le 6 jnillet à l'hôpital Cochin. Antécédents héréditaires peu connus. Il a eu la syphilis en 1857. Aucune autre maladie. Boit énormément; pas de tremblements, pas de pituite, pas de cauchemars la nuit. Depuis dix-huit mois se sent un peu souffrant, brisé, oppressé, pas de palpitations. A pris à différentes reprises de la digitale. Depuis deux mois et demi, il tousse beaucoup, n'a pas eu de point de côté, mais aurait craché des matières rouges jaunâtres, visqueuses. A la suite de cela, s'est trouvé plus oppressé, plus gêné pour respirer et, parfois la nuit, l'oppression devient très considérable, il croit qu'il va étouffer, est obligé de se lever et ne peut rester dans son lit. Aucune douleur dans les membres, mais simplement grande gêne intra-thoracique. Ses jambes ont un peu enflé, mais la figure n'est bouffie que depuis deux jours, lorsqu'il arrive à l'hôpital ; la cause de son entrée est due à ce que les accès de suffocation ont beaucoup augmenté de fréquence depuis une quinzaine de jours.

Facies pâle, terreux, très appréciable malgré un peu de coloration des pommettes. Orthopnée considérable, lors de son entrée. Membres inférieurs très œdématiés ainsi que les bourses. Pouls inégal, petit, fréquent. Peu de fièvre. Il répond difficilement et on n'a pu l'examiner sérieusement parce qu'il est suffoquant. Ventouses sèches sur la poitrine.

Le 7, au matin. Oppression encore très considérable, mais pas de suffocation; inspiration lente, pénible. Le nombre des mouvements respiratoires est un peu augmenté et s'élève à 32 par minute. Sensation de strangulation, de reserrrement interne. Soulèvement en masse des artères du cou. Pas d'irradiation douloureuse, pas d'engourdissement dans le membre gauche. Pouls petit, fréquent, fuyant sour le doigt et impossible à compter. Peu de fièvre. Matité à la base droite. Râles ronflants à gauche. Bruit de galop très net à la pointe du cœur ; impulsion vive en dehors du mamelon et un peu au-dessous du sixième espace intercostal. Souffle systolique rude, râpeux, se prolongeant dans l'aorte ascendante. Souffle un peu rude, diastolique à la base, se prolongeant dans les vaisseaux du cou. Matité aortique, débordant le bord droit du sternum. Pas de battements ni de tumeur à ce niveau.

Régime lacté, eau de Vichy, 20 grammes d'eau-de-vie allemande.

8 juillet. Même état. Face un peu cyanosée. Urines peu abondantes, sédimenteuses, mais sans albumine. Crachats légèrement colorés ; un peu de matité à la base droite, avec râles sous-crépitants.

Le bruit de galop s'est accentué, mais l'impulsion de la pointe est moins forte. Les bruits du cœur sont plus étouffés et perçus plus distinctement au niveau de l'appendice sternal. Il y a probablement dilatation du cœur droit. 0,30 centig. de digitale en macération.

Pendant la soirée, accès de suffocation durant six à sept minutes, mais sans sensation de déchirure ni de brûlure ; le malade s'agite, se plaint, souffre de partout. Urines peu abondantes.

Le 9. Deux crises pendant la journée, a craché un peu de sang; l'œdème envahit la partie inférieure de l'abdomen. — 2 cuillerées de vin diurétique en plus de la digitale.

Le 10. Un accès vers la fin de la visite. Inspiration très pénible, très laboreuse; le nombre des mouvements respiratoires s'élève à 36. Le pouls est petit, toujours fréquent, fuyant sous le doigt. Le malade sent quelque chose qui l'étrangle ; i est très agité, puis, au bout de quelques minutes, tout se calme, la peau se couvre de sueurs et le malade reste toujours dans l'opression. — Injection de morphtne matin et soir.

Le 12. Même état. La digitale a été supprimée, les urines sont plus abondantes. Le bruit de galop n'est plus entendu, les bruits de la pointe sont toujours sourds; on n'y perçoit aucun bruit de souffle. Un accès vers le soir, malgré les injections de morphine répétées matin et soir.

Le 13. Moins d'oppression, le malade se trouve mieux; l'œdème a un peu diminué et il mange avec assez d'appétit.

Le 15. Les crises n'ont pas reparu. On remplace les injections de morphine par une potion contenant 2 grammes de bromure de potassium. Etat général bon. Grande amélioration. Lèvres moins violacées. ˋ

Le 17. Le malade a été agité toute la nuit. Vomissements bilieux répétés, violent accès de suffocation le matin, orthopnée considérable. Rien dans la poitrine qu'un peu de matité à la base droite. (Injection d'éther.) Le soir, nouvel accès et mort.

Autopsie le 19 au matin. Environ 300 grammes de sérosité dans la plèvre droite. Poumons emphysémateux, fortement congestionnés, mais surnageant dans l'eau. Cœur, 420 gr. La paroi du ventricule gauche mesure 3 centimètres d'épaisseur. Ventricule dilaté fortement. Orifice mitral insuffisant. L'*aorte* présente des altérations nombreuses. Ses parois sont fortement épaissies; elle présente çà et là un grand nombre de plaques athéromateuses crétacées, autour desquelles la surface interne du vaisseau est plissée, chagrinée, d'un rouge vif. Plaques jaunàtres, de consistance gélatineuse, faisant saillie à l'intérieur du vaisseau, et ayant l'apparence de plaques de Peyer. Ces plaques se retrouvent dans les vaisseaux du cou, elles sont assez abondantes dans l'aorte thoracique, et on les voit encore jusqu'au niveau des iliaques.

Elles sont également plus nombreuses au niveau des artères rénales et du tronc cœliaque et la surface interne de l'aorte présente aussi à cet endroit une coloration plus intense. L'aorte est très dilatée, d'une façon régulière et sur tout son pourtour. Elle mesure 12 centimètres de circonférence. L'orifice aortique est insuffisant; les valvules sigmoïdes sont saines; les coronaires, surtout la droite, rétrécies par des plaques athéromateuses. Au niveau des points situés entre les valvules sigmoïdes, et au-dessous d'elles, on constate une induration particulière, assez étendue, donnant probablement lieu à un rétrécissement sous-aortique tel que l'a décrit M. le professeur Vulpian. Caillot volumineux, mou, noirâtre, obstruant le ventricule et l'aorte ascendante. Le ventricule droit est un peu épaissi et fortement dilaté ; les orifices pulmonaire et tricuspidien sont sains, ce dernier toutefois est insuffisant. Le tissu musculaire du cœur est un peu flasque, un peu coloré par l'imbibition cadavérique. A sa surface externe, traces de péricardite ancienne. *Foie*, 1,400 grammes, ramolli, présentant les altérations du foie muscade. *Reins* facilement décorticables ; la substance corticale est sensiblement plus épaisse. Rien de notable dans les autres organes.

OBSERVATION IV.

Insuffisance aortique. Abcès de la marge de l'anus. Aortite aiguë
et ulcérations de l'aorte.

L... (Charles), 61 ans, cocher. Blennorrhagie avec orchite et douleurs rhumatismales à l'âge de 22 ans. N'a pas eu la syphilis. Grand buveur. Pituite le matin. Tremblement alcoolique. Il a tonjours toussé sans avoir jamais rien eu de grave du côté de la poitrine.

Depuis l'âge de 40 ans, il a eu plusieurs fois des douleurs rhumatismales dans les épaules et les bras, mais jamais d'attaque de rhumatisme articulaire aigu, franc. Il est entré trois fois à l'hôpital ; on lui a mis plusieurs fois des vésicatoires sur le cœur et, il y a deux ans, il a entendu dire qu'il avait une altération valvulaire.

L'année dernière, il a passé cinq ou six jours à Cochin, pour un fort rhume et un point de côté à gauche. Depuis, il tousse davantage, se sent un peu oppressé de temps à autre, et éprouve parfois de violentes palpitations. Il a remarqué aussi que ses pieds étaient souvent enflés le soir.

Il a toujours été très pâle, mais depuis trois semaines il a un peu jauni ; il se sent plus oppressé la nuit, il sent quelque chose qui l'étrangle, dit-il, mais par moment il croit qu'il étouffe, et ses membres inférieurs sont plus œdématiés. Le 3 janvier, il entre à l'hôpital.

Teint subictérique ; sclérotique un peu jaunâtre, ainsi que les muqueuses palpébrales. La langue est sale. Pas d'appétit pas d'envie de vomir. Constipation depuis une dizaine de jours. La peau est sèche, chaude, et le malade a eu la veille plusieurs petits frissons irréguliers. Il respire très difficilement ; le nombre des mouvements respiratoires est un peu accéléré, il s'élève à 30 par minute. La poitrine est sonore. On ne distingue que quelques râles sous-crépitants très fins à la base droite.

Au cœur, matité précordiale étendue. Déviation et abaissement de la pointe. Dilatation de l'aorte, se traduisant par de la submatité au niveau du bord droit du sternum. Les carotides sont flexueuses, et la sous-clavière gauche est remontée de façon à se dessiner sous la clavicule. Les battements sont visibles dans ces vaisseaux et on peut y percevoir à l'aide du doigt le frémissement vibratoire. A l'auscultation, souffle diastolique un peu dur, souffle systolique, intense, râpeux, se prolongeant le long de l'aorte ascendante.

Le pouls est bondissant, fréquent et égal des deux côtés, la radiale est sinueuse, flexueuse.

Depuis deux jours, le malade a de la rétention d'urine, il urine par regorgement et on a dû le sonder dès son entrée à l'hôpital. Il a rendu un peu de sang avec ses matières fécales et il accuse de la douleur à l'anus. En l'examinant, on trouve que la marge de l'anus est rouge, tuméfiée, empâtée et douloureuse à la pression.

Foie abaissé, débordant les fausses côtes, mais non volumineux. Ventre ballonné avec un peu d'ascite. Œdème considérable des membres inférieurs et des bourses. Urines jumenteuses, troubles, renfermant une grande quantité d'albumine. T. 38,9 — 39,5.

Traitement : 30 grammes d'eau-de-vie allemande, 0,40 de digitale en macération, régime lacté.

5 janvier. Oppression très considérable à deux reprises différentes pendant la nuit. Il a dû s'asseoir dans un fauteuil. A peine quelques râles à la base droite. Plusieurs frissons pendant la journée. Ne peut toujours pas uriner et on doit le sonder deux fois par jour. Tuméfaction intense de la marge de l'anus, mais sans fluctuation. T. 38,5 — 39,6.

6 janvier. Même état que la veille. Deux crises de dyspnée

le soir et pendant la nuit. Il a été très agité, mais n'accuse aucune douleur dans la poitrine. Pouls petit, fréquent, impossible à compter. T. 38,2. — 39,6. Ouverture au bistouri de l'abcès de la marge de l'anus. Il en sort environ 300 grammes de pus. C'est cet abcès qui comprimait l'urèthre et occasionnait la rétention d'urine. Lavage et pansement phéniqués répétés tous les jours.

Le 7. Oppression très grande; les râles ont un peu augmenté dans la poitrine, on les entend aux deux bases. Même état du cœur; les signes sthétoscopiques n'ont pas changé. Les matières fécales s'écoulent avec le pus par l'ouverture de l'abcès. Uréthrite provoquée par le cathétérisme. Cataplasmes laudanisés sur le ventre. Le soir, le malade peut uriner seul. T. 37,6 — 38,8.

Le 8. Respiration de plus en plus anxieuse, les râles sont plus nombreux, plus gros, les lèvres sont violacées. Un accès de suffocation pendant la journée, suivi de frissons, mais peu prolongés, peu intenses. T. 38° — 38,6.

Les jours suivants, cet état persiste, le malade est très agité, très anxieux, il ne se trouve bien nulle part; par moment l'orthopnée est complète, la respiration s'accélère, c'est surtout l'inspiration qui est laborieuse; l'auscultation ne fait entendre que des râles de congestion pulmonaire. On lui applique, à différentes reprises, des ventouses sèches; l'œdème a augmenté considérablement, les bourses sont prises, les parois abdominales elles-mêmes se sont infiltrées. La face est cyanosée, les lèvres livides; le pouls est petit, filiforme, impossible à compter; la température oscille entre 37,6 et 39°.

Le 13. Orthopnée complète, peau couverte de sueur, râles nombreux des deux côtés de la poitrine, pas de crachats, n'a plus eu de frissons. (30 ventouse sèches, puis saignée de 300 grammes sur la céphalique.) Le pouls se relève un peu après la saignée, la dyspnée et l'oppression persistent et le malade succombe dans l'après-midi.

Autopsie le 16 au matin. — *Encéphale* sain un peu congestionné. *Poumons* emphysémateux, crépitants dans toute leur étendue et surnageant légèrement lorsqu'on les met dans l'eau. *Reins* facilement décorticables. *Foie* muscade 1,930 grammes. *Rate* petite, dure, sclérosée; on trouve un peu de périsplénite autour d'une petite masse indurée et comme tuberculeuse de la surface péritonéale. Le *tube digestif* est sain, la prostate un peu volumineuse. L'abcès de la marge de l'anus se trouve à la partie antérieure et latérale gauche, il ne communique ni avec la prostate ni avec l'urèthre, et s'ouvre dans l'anus à 3 centimètre 1/2 du sphincter.

Aorte dilatée régulièrement et sur tout son pourtour, au-dessus des valvules sigmoïdes. Elle est parsemée de plaques athéromateuses dans toute son étendue ; sur tous les points non athéromateux, la surface interne du vaisseau est rouge vif, comme épaissie et légèrement tomenteuse. A 2 centimètres environ des valvules sigmoïdes, sur la partie postérieure, la surface est d'un rouge vineux et les tuniques sont ramollies, friables. Les lésions se continuent avec les mêmes caractères jusqu'à l'origine des vaisseaux du cou, dans lesquels on observe également une dilatation générale fort accusée avec des dilatations secondaires plus petites. Les ganglions périphériques sont très volumineux.

La dilatation de l'aorte se termine à la jonction de la crosse avec l'aorte thoracique, elle mesure 10 centimètres; au-dessous de ce point les lésions sont plus intéressantes ; les tuniques sont encore très épaisses, la surface interne est encore rouge, mais les plaques calcaires sont moins abondantes et remplacées par des plaques semi-cartilagineuses rosées ou jaunâtres, légèrement saillantes. De plus, on trouve sur la paroi antérieure du vaisseau (fendu par sa partie postérieure) deux plaques ulcérées. La supérieure offre une étendue transversale de 2 centimètres sur 1 centimètre 1/2 de hauteur. Les bords sont déchiquetés, irréguliers; le fond est inégal, tomenteux, hérissé de petites villosités fibrineuses. Toute la tunique interne du vaisseau a disparu.

La seconde ulcération se trouve à 2 centimètres au-dessous, elle est un peu plus petite, mais offre les mêmes caractères avec les mêmes saillies inégales et comme fibrineuses. En arrière de cette dernière se trouvent plusieurs autres exulcérations de la tunique interne, mais celles-ci sont très petites et se trouvent autour d'une plaque crétacée assez volumineuse que l'on aperçoit dans la paroi du vaisseau. A 10 centimètres environ au-dessus de l'origine du tronc cœliaque, autre plaque semblable, mais beaucoup plus volumiueuse, elle mesure 4 centimètres de haut sur 2 centimètres de large. Ses bords et son aspect sont très irréguliers : l'ulcération est assez profonde et atteint inégalement les tuniques. Par places on constate les mêmes saillies tomenteuses, assez semblables à de fausses membranes fibrineuses. L'amincissement des tuniques artérielles est plus marqué au centre, et à ce niveau se trouve une petite dilatation ampullaire.

A 5 centimètres au-dessous du tronc cœliaque, nouvelle ulcération, également très considérable, mesurant près de 2 centimètres de diamètre, présentant les mêmes saillies, inégales, fibrineuses, d'un rouge sombre, mais beaucoup plus considérables que les précédentes. Au-dessous de ce point les lésions vont en diminuant, on retrouve néanmoins des plaques jaunâtres commençant à s'ulcérer jusqu'à la bifurcation de l'aorte et même dans l'iliaque primitive du côté droit. Les fémorales présentent aussi quelques petites plaques athéromateuses ; leurs tuniques sont aussi épaissies.

Cœur fortement hypertrophié, il pèse 640 grammes. L'hypertrophie ne porte que sur le ventricule gauche, dont les parois atteignent près de 3 centimètres. Il est un peu dilaté. La valvule mitrale est un peu épaissie, athéromateuse sur son bord libre. Il n'y a ni rétrécissement ni insuffisance. Des trois valvules aortiques, celles situées en avant et à gauche sont les plus atteintes ; les bords libres sont athéromateux, épaissis, rigides, courts, de sorte qu'ils forment une bride fibreuse, rétrécissant l'ouverture d'une poche dont le reste de la valvule forme le fonds. La troisième valvule offre les mêmes lésions au point de vue du raccourcissement du bord libre, mais ce bord est moins athéromateux et moins épais. Les artères coronaires sont rétrécies à leur origine.

Cœur droit peu modifié, valvules saines. L'artère pulmonaire est rouge, mais sans traces d'ulcérations ; cette rougeur tient à l'imbibition cadavérique par les caillots qui remplissaient le cœur.

Dans aucun organe on n'a trouvé d'embolies ni d'abcès métastatiques.

OBSERVATION V.

Emphysème pulmonaire. Poussée d'aortite aiguë. Mort.

R... (Barthélemy), 68 ans, cordier, entre le 21 décembre 1882. Antécédents personnels peu connus. Alcoolique. Est oppressé depuis quelque temps, est réveillé la nuit par des accès douloureux intenses, avec sensation pénible, déchirante à la partie supérieure de la poitrine, sans propagation dans les membres supérieurs. Après ses repas, il éprouve parfois les mêmes sensations de déchirure, de brûlure au niveau de la région stomacale, mais plutôt un peu au-dessus. N'a jamais eu de vomissement de sang, n'en a jamais rendu avec ses matières fécales. Depuis trois semaines surtout, il a des vertiges, des éblouissements, il a des tendances à tomber en avant. Tousse beaucoup depuis la même époque; sa figure est cyanosée depuis quelques jours, mais auparavant il était toujours pâle. Œdème des membres inférieurs. Urines peu abondantes avec un léger nuage d'albumine. Quelques douleurs lombaires. Foie un peu volumineux non sensible à la pression. On ne perçoit pas de battements épigastriques.

Aucun bruit de souffle au cœur, à aucun orifice; les bruits sont fortement articulés, on entend un léger dédoublement du deuxième bruit de la base; il se propage tout le long du sternum jusqu'à l'appendice xyphoïde. Le cœur est notablement hypertrophié, la matité aortique n'est pas perceptible. Le cou est animé de battements à sa base, le pouls est bondissant et retombe assez vite sous le doigt, la radiale est dure et sinueuse. Il n'y a pas de fièvre.

Au poumon, faiblesse du murmure vésiculaire, petits râles crépitants aux deux bases et sur les parties latérales du sternum.

Avec cela, oppression très grande rendant impossible le décubitus horizontal. Ventouses sèches sur la poitrine, 0,40 cent. de digitale en macération, 1 gramme d'iodure de potassium. Régime lacté.

Le 22. Le malade n'est pas plus mal; a eu la veille au soir un accès d'étouffement, avec sensation de déchirure; cet accès a été calmé par une injection de morphine-

Le 23. Les battements du cœur sont toujours très forts, sans bruit de souffle; l'état des poumons est toujours le même; dans l'après-midi, violent accès de suffocation, avec sentiment de déchirure intense que le malade localise spécialement à l'épigastre. Pas de douleurs dans les membres, la respiration est un peu accélérée, la figure au moment de l'accès est cyanosée. Injection de morphine.

Le 24. Pas d'accès ; le malade est relativement calme, et mange avec un assez bon appétit, la face est moins bouffie, l'œdème des extrémités est moins prononcé, les urines sont plus abondantes et contiennent toujours un léger nuage d'albumine.

Le 25. Même état que la veille, quoique encore oppressé, le malade se sent mieux; rien de changé au cœur ni dans les poumons, quand, l'après-midi, il meurt tout à fait subitement.

A l'autopsie. — *Poumons* très emphysemateux. Foyer hémorrhagique de la grandeur d'une pièce de 1 franc à la surface externe du lobe supérieur du poumon gauche. *Foie* dur à la coupe, tendant à devenir muscade ; il pèse 1,700 grammes.

Cœur et aorte, 800 grammes. Ventricule gauche dilaté, obstrué par un caillot cruorique. Parois un peu épaissies, tissu musculaire sain, les valvules sigmoïdes ne sont pas altérées. Immédiatement au-dessus d'elles se trouvent de petits tractus athéromateux, mais ce qui domine c'est une coloration rouge vif de l'aorte atteignant le rouge presque sombre en certains endroits ; la surface interne est dépolie, irrégulière, les parois sont épaissies considérablement, et on a tous les signes d'une inflammation aiguë. Cette inflammation se propage dans la crosse, dans les gros vaisseaux du cou et particulièrement dans le tronc brachio-céphalique. A partir de la crosse cette inflammation va en diminuant, on la retrouve néanmoins dans toute l'aorte thoracique, elle cesse au niveau de l'aorte abdominale et l'on trouve à ce niveau des plaques calcaires, une petite surface exulcérée ; la coloration n'est plus aussi intense, mais on retrouve encore des plaques semi-cartilagineuses, rosées, saillantes, surtout au niveau du tronc cœliaque et des artères rénales. Les artères coronaires ne sont pas rétrécies, les orifices du cœur sont sains.

Les *reins* présentent plusieurs petits kystes à leur surface, ils sont facilement décorticables, très injectés ; la substance corticale est granuleuse, fortement congestionnée et paraît assez altérée. Les autres organes paraissent sains.

OBSERVATION VI.

Insuffisance aortique. Adhérences pleurales anciennes. Aortite aiguë. Mort.

Le nommé T..., 32 ans, chaudronnier, boit énormément, mais ne présente pas de symptômes d'alcoolisme. Pas de syphilis. Croup à l'àge de deux ans. A eu plusieurs fois des attaques de rhumatisme articulaire aigu en 1872, 1873 et 1878. Lors de cette dernière attaque il a eu consécutivement une affection aiguë de poitrine pour laquelle il est resté six mois à l'hôpital. A cette époque on a dû lui mettre plusieurs fois des vésicatoires sur la région précordiale. Depuis il est de temps en temps oppressé, anxieux ; il a eu plusieurs fois des palpitations accompagnées d'engourdissement, de tension pénible dans le membre supérieur droit, mais ces phénomènes ont été toujours passagers et ne l'ont pas obligé d'interrompre son travail. Au mois de décembre dernier, oppression plus considérable, c'est-à-dire permanente ; un peu d'œdeme des extrémités. On lui a mis de nouveau un vésicatoire et il a pris de la digitale. Au bout de 10 jours il a pu se remettre au travail et n'a cessé ses occupations que le 12 avril. Depuis, suffocation très prononcée, revenant surtout la nuit par crise, accompagnée de constriction très vive dans la partie supérieure de la poitrine et le membre supérieur droit. Parfois il lui semble recevoir des coups d'épingles à chaque contraction du cœur. Dans l'intervalle des crises il est toujours oppressé, ne peut rester coucher. Son appétit est bon. Le 18 avril il entre à l'hopital. Face pâle, terreuse, couverte d'acnée. Langue sale. N'a pas été à la selle depuis trois jours. Pas de fièvre. Pas de douleurs articulaires ; mais engourdissement pénible du bras droit et sensation de resserrement à la partie supérieure de la poitrine. Pouls bondissant et dépressible, aortique. Battements exagérés dans les artères du cou et la fémorale. Battements épigastriques. Au cœur, impulsion vive de la pointe dans le cinquième espace et un peu en dehors du mamelon. Bruit de souffle doux aspiré d'insuffisance aortique. Quelques frottements péricardiques à la base. Il y a à ce niveau un peu de rétraction de la paroi abdominale ; les bruits de la pointe sont sourds, surtout le premier, mais on ne constate aucun bruit de souffle. La matité aortique n'est pas étendue, on ne perçoit aucun bruit de souffle sur le trajet du vaisseau.

Il tousse un peu. N'a jamais craché de sang, mais sueurs et agitation surtout la nuit. Un peu de submatité au sommet du poumon droit. Faiblesse du murmure vésiculaire, sans frottements, dans toute l'étendue du poumon. La voix résonne bien et dans la fosse sous-épineuse droite on entend le retentissement des bruits du cœur avec un souffle coïncidant avec le pouls.

Douleurs lombaires. Urines peu abondantes sans albumine. Hypochondre droit un peu bombé ; foie gros, non sensible à la pression. Pas d'œdème des extrémités. Bromure et iodure de potassium.

19 avril. Les battements du cœur sont plus réguliers, on perçoit un souffle au premier temps et à la pointe très distinct du souffle diastolique de la base. Oppression, mais moins considérable. Les urines ont un peu augmenté. Chiendent nitré. Poudre de Dower 0,40. Son état s'améliore un peu les jours suivants ; il n'a pas eu de crises douloureuses depuis son entrée et il demande son exeat le 24 avril.

Le 16 mai il revient ; depuis une semaine il est plus souffrant, les crises et les accès de suffocation sont revenus plus intenses que la première fois, et il lui est impossible de garder le lit pendant ces moments-là. Dans leur intervalle son oppression est encore supportable. Le foie est plus gros et déborde les fausses côtes de trois travers de doigt, il est sensible à la pression, et on constate des battements épigastriques. Urines chargées d'albumine Pas de fièvre, mais un peu d'œdème des extrémités. Teint toujours très pâle.

Au cœur, souffle d'insuffisance aortique. Souffle systolique de la pointe rude et se propageant dans l'aorte ascendante. Les battements du cœur sont précipités, tumultueux, visibles à travers la paroi thoracique. La pointe bat dans le sixième espace et en dehors du mamelon. Soulèvement en masse des artères du cou. La matité aortique se perçoit un peu au niveau du bord droit du sternum, vers le troisième espace intercostal.

Douleurs lombaires assez prononcées s'exagérant par la pression. Un peu de congestion pulmonaire aux deux bases. Quelques râles fins disséminés çà et là. Avec cela oppression extrême, accélération des mouvements respiratoires, inspiration pénible, sifflante, et douleurs intenses dans le bras droit. Injection de morphine, julep diacodé et potion avec 2 grammes de bromure. Cataplasmes laudanisés sur l'abdomen.

Le 17, même état. Dyspnée avec accès de suffocation et douleurs irradiées très vives. Une injection de morphine amène du bien-être.

Le 19. Nouvel accès le matin. OEdème léger des malléoles. Face un peu cyanosée. Le soir encore un accès. Presque rien dans la poitrine. Même état du cœur, mais celui-ci est plus calme; le pouls toujours bondissant est inégal des deux côtés et fuit rapidement sous le doigt. Injection de morphine matin et soir.

Le 20. L'œdème est un peu plus prononcé, toujours grande oppression. Ventouses sèches sur la poitrine. Injection de morphine. Meurt le soir à cinq heures, au moment de prendre son repas.

Autopsie. — *Cœur* droit mou, flasque, un peu décolorés. Sur les bords adhérents de la valvule tricuspide, quelques lignes blanchâtres d'apparence athéromateuse. Le ventricule gauche a ses parois doublées d'épaisseur. Muscles papillaires très hypertrophiés. La valve externe de la valvule mitrale présente une plaque d'apparence laiteuse. L'orifice aortique est très déformé, les valvules sont rétractées, leur bord libre est un peu épaissi. L'aorte est notablement dilatée, l'orifice de la coronaire droite est normal, celui de la coronaire gauche est dilaté. *L'aorte* a des parois friables, molles, assez épaisses. La surface interne présente des plaques jaunâtres assez nombreuses, autour desquelles la tunique interne est rouge framboisée, chagrinée, et offre un aspect tout à fait vascularisé. A peine deux ou trois plaques crétacées de petite dimension. Ces lésions s'étendent jusque dans l'aorte thoracique et l'aorte abdominale. Le péricarde a perdu sa transparence normale. Il y a adhérence des deux feuillets de la séreuse au niveau de la base du cœur. *Poumon* droit très congestionné, presque splénisé, mais surnageant incomplètement dans l'eau. Le lobe inférieur est adhérent à la paroi thoracique. La plèvre droite présente également des traces de pleurésie ancienne. *Foie* (1,400 gr.) présente une couleur un peu jaunâtre. Infarctus ancien de la grosseur d'une noisette sur la partie convexe du lobe droit. *Vésicule biliaire* très volumineuse. *Rate* présentant un aspect granuleux, jaunâtre, presque cirrhotique. *Reins* fortement congestionnés sans lésions apparentes.

OBSERVATION VII.

Aortite aiguë à poussées successives. Accès pseudo-angineux.

C... (Charles), 60 ans, maroquinier, a été militaire pendant dix-sept ans et a eu à différentes reprises des fièvres intermittentes en Afrique et en Cochinchine. Pas de syphilis. Alcoolique. Pituite le matin. Tremblement des mains. Avant 1870 a eu plusieurs fois des douleurs dans l'épaule gauche, douleurs vagues, sans gonflement ni tuméfaction de l'articulation et qui ont paru rhumatismales. Depuis trois ans il a à chaque instant des vertiges, des éblouissements; de temps à autre, il ressent un peu d'oppression dans la poitrine, et un peu d'engourdissement dans le bras gauche, mais, depuis un an, tous ces phénomènes ont été en augmentant (1).

Il y a quinze jours, en se rendant à son travail, il a eu des vertiges, des éblouissements et a cru qu'il allait se trouver mal, car il éprouvait dans la poitrine une déchirure pénible, accompagnée d'étouffement et de douleurs très vives dans le cou et le membre supérieur gauche, surtout à sa partie interne, le long du cubital, et se propageant jusque dans les deux derniers doigts. Depuis, les mêmes crises se sont répétées, elles arrivent surtout la nuit et empêchent le malade de dormir. Leur durée est variable; dans leur intervalle, le malade souffre moins, mais il est encore oppressé et a des palpitations assez fortes. Un médecin auquel il s'est adressé lui a fait prendre de la digitale et a ordonné un vésicatoire sur la région précordiale. Il n'a pas été soulagé, et le 16 février 1882, il arrive à l'hôpital, dans le service de M. le Dr Bucquoy.

(1) Le malade prenait souvent des perles d'éther qui calmaient ses douleurs.

Bornèque.   5

Teint très pâle, plombé. Pas d'inégalité pupillaire. Oppression considérable sans accélération des mouvements respiratoires. Pouls bondissant, égal des deux côtés, très dépressible. Le tracé sphygmographique indique la ligne d'ascension verticale avec crochet et plateau d'athérome et la ligne à descente rapide; les radiales sont flexueuses; il n'y a pas de fièvre.

Un peu d'emphysème pulmonaire. Un peu de matité au sommet droit; la respiration y est un peu moins prononcée que du côté gauche, mais pas de râles dans la poitrine.

Au cœur, matité précordiale étendue, sans voussure; la pointe est déviée en dehors et en bas, son impulsion est assez forte et se perçoit dans le sixième espace. Léger souffle systolique à la pointe se propageant vers l'aisselle. Double bruit de souffle à la base; celui du premier temps est fort rude et se propage dans l'aorte ascendante. Il y a en même temps des faux pas du cœur. Les battements sont exagérés dans les carotides, on peut même y percevoir le frémissement vibratoire. Soulèvement assez prononcé de la sous-clavière droite. La matité aortique est exagérée au niveau du bord droit du sternum. Pas de tumeur ni de double battement à ce niveau.

Le foie est un peu abaissé, il s'étend un peu à gauche, il n'est ni volumineux ni sensible à la pression. La face antérieure de l'estomac est un peu douloureuse. Le malade n'a jamais eu de vomissements; il a peu d'appétit, l'état général est bon. Pas d'œdème des extrémités inférieures. Urines peu abondantes, foncées, légèrement albumineuses.

Bromure et iodure de potassium, houblon, vin de Bordeaux, lait.

En même temps, M. Bucquoy recommande de lui faire des injections de morphine si les accès pseudo-angineux se manifestent; mais comme ceux-ci ne sont survenus que deux fois, à la fin de la nuit, et ont été peu intenses, les injections n'ont pas été faites. Au bout de huit jours, le malade se trouve considérablement amélioré, son oppression a diminué, il demande son exeat.

A sa sortie, même état du cœur, le souffle de la pointe est moins perceptible qu'à l'entrée, les urines sont plus abondantes, toujours avec un peu d'albumine. On lui recommande de continuer son traitement.

Le 23 mars. Le malade revient à l'hôpital; depuis quelques

jours, il tousse beaucoup, il a craché un peu de sang, son oppression est toujours permanente, mais ses crises douloureuses sont beaucoup plus fréquentes, plus prolongées, elles reviennent quelquefois pendant la journée, mais il a cinq ou six accès par nuit. La dernière crise vient d'avoir lieu au moment de la visite. Le malade dit qu'il éprouvait à la partie supérieure du sternum une sensation de brûlure épouvantable, sensation se propageant dans la partie interne du bras et de l'avant-bras jusque dans le petit doigt et la partie interne de l'annulaire, faisant bien remarquer que la partie externe de ce doigt n'était pas douloureuse, mais le siège de quelques tiraillements. Après la crise, il n'éprouve qu'une sensation de constriction, de resserrement dans la partie supérieure de la poitrine, et une sensation d'engourdissement dans le bras gauche.

Au cœur : hypertrophie plus considérable, la pointe bat dans le sixième espace. Bruit de souffle systolique et diastolique, mais le premier est peu perceptible. A la base, double bruit de souffle; celui du premier temps est très net, un peu piaulant et se propage dans l'aorte; celui du second temps est doux, filé. Soulèvement en masse des artères du cou. Râles sibilants et ronflants dant toute la poitrine. Quelques râles sous crépitants fins aux deux bases. Un peu de matité vers la bronche droite, avec un peu de souffle à ce niveau.

Urines peu abondantes, légèrement albumineuses. Pas d'œdème des extrémités.

Julep diacodé, injection de morphine, lait.

25 mars. Le piaulement a disparu ; deux accès pendant la nuit calmés par une injection de morphine. Le malade a été, toutefois, très agité et n'a pu dormir.

Le 26. Accès pendant la nuit. — Une cuillerée à bouche de sirop d'éther.

Le 27. Pas d'accès. Augmentation de la voix et de la toux vers la grosse bronche droite. Les râles out diminué.

Le 29. Deux petites crises douloureuses, peu intenses. (Injection de morphine.) Les urines sont plus abondantes.

5 avril. Le malade n'ayant plus eu d'accès depuis le 29, demande sa sortie. État général très satisfaisant. Plus de râles dans la poitrine. Même état du cœur.

On lui recommande de nouveau de prendre du bromure et de l'iodure de potassium.

23 mai. Il rentre pour la troisième fois. Huit jours après sa sortie, il a repris son travail, bien qu'un peu oppressé et ayant toujours des palpitations, il a continué régulièrement son traitement, mais il a un peu maigri; son teint est encore plus pâle, plus terreux qu'auparavant. De plus, il a un peu d'œdème des extrémités. Les crises douloureuses ne sont revenues que depuis cinq jours et c'est alors qu'il a interrompu son travail. Deux fois il aurait perdu connaissance.

L'état du cœur ne s'est pas modifié, il n'y a rien dans les poumons. Oppression intense avec trois ou quatre accès par jour. Injections de morphine, répétées matin et soir, amènent un peu de calme pendant quelques jours, mais les accès n'en persistent pas moins, et le vésicatoire le 28 mai.

Le 31. Malgré la morphine, le malade n'éprouve aucun soulagement dans sa crise. Une seconde injection ne produit pas de meilleurs résultats. Les mouvements du cœur sont précipités, tumultueux. L'œdème a un peu augmenté, les urines très peu abondantes.

Vin de la Charité. On ordonne une potion avec 2 grammes de chloral pour remplacer les injections de morphine.

1er juin. Nouveaux accès; le chloral paraît les soulager, car ils sont moins intenses. On continue le chloral les jours suivants.

Le 3. Deux petites crises très douloureuses, mais courtes. Les urines ont augmenté. Léger nuage d'albumine.

Le 5. Encore un petit accès, mais moins d'oppression.

Le 6. Le malade demande à sortir, malgré les tentatives que l'on fait pour le retenir, et depuis il n'est pas revenu à l'hôpi et nous n'avons pu recueillir sur lui aucun renseignement ultérieur.

CONCLUSIONS.

1° Les lésions de l'aortite aiguë sont caractérisées par la prolifération des cellules embryonnaires, et le développement des vaisseaux sanguins dans toute l'épaisseur des parois du vaisseau.

2° Elles peuvent être franchement aiguës, coexister avec des altérations plus anciennes, ou revêtir une forme ulcéreuse.

3° De ces trois formes, celle qui est liée à la sénilité précoce donne seule lieu à des symptômes bien nets et bien définis.

4° Les indications thérapeutiques sont d'enrayer le processus inflammatoire et de combattre les symptômes observés, et principalement les phénomènes *dyspnéiques et douloureux.*

Paris. — A. PARENT, imp. de la Fac. de médec., rue M.-le-Prince, 31,
A. DAVY, successeur.

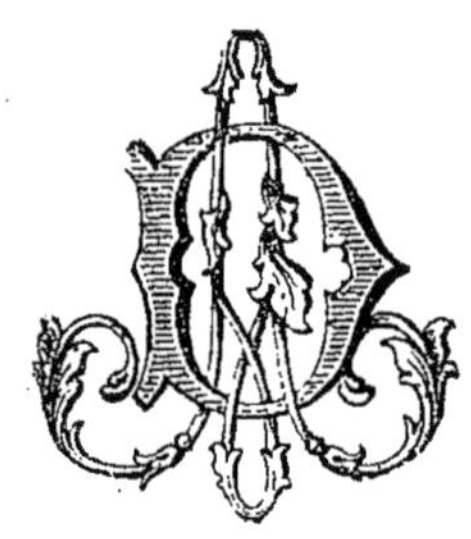